受験生の皆さんへ

　過去の問題に取り組む目的は、(1)出題傾向(2)出題方式(3)難易度(4)合格点を知り、これからの受験勉強に役立てることにあります。出題傾向などがつかめれば目的は達成したことになりますが、それを一歩深く進めるのが、受験対策の極意です。

　せっかく志望校の出題と取り組むのですから、本番に即した受験対策の場に活用すべきです。では、どうするのか。

　第一は、実際の入試と同じ制限時間を設定して問題に取り組むこと。試験時間が六十分なら六十分以内で挑戦し、時間配分を感覚的に身に付ける訓練です。

　二番目は、きっちりとした正答チェック。正解出来なかった問題は、正解できるまで、徹底的に攻略する心構えが必要です。間違えた場合は、単なるケアレスミスなのか、知識不足が原因のミスなのか、考え方が根本的に間違えていたためのミスなのか、きちんと確認して、必ず正解が書けるようにしておく。

　正答が手元にある過去問題にチャレンジしながら、正解できなかった問題をほったらかしにする受験生もいます。そのような受験生に限って、他の問題集をやっても、間違いを放置したまま、次の問題、次の問題と単に消化することだけに走っているのではないかと思います。過去問題であれ問題集であれ、間違えた問題は、正解できるまで必ず何度も何度も繰り返しチャレンジする。これが必勝の受験勉強法なことをお忘れなく。

入試問題検討委員会

【本書の内容】

1. 本書は過去6年間の薬学部の推薦入試（一般公募）の問題と解答を収録しています。

2. 英語・化学の問題と解答を収録しています。尚、大学当局より非公表の問題は掲載していません。（平成31年度以降の問題には試験時間を掲載）

3. 現在受験生を指導している、すぐれた現場の先生方による解答解説を掲載しています。

4. 本書は問題の微細な誤りをなくすため、実物の入試問題を大学より提供を受け、そのまま画像化して印刷しています。

5. 解答後の記録、分析のためにチェックシートを掲載しています。 実力分析、課題発見等にご活用ください。（目次の後に掲載しています。コピーをしてご活用ください。）

尚、本書発行にご協力いただきました先生方に、この場を借り、感謝申し上げる次第です。

_____ 年度 　　　大学 　　　学部 　　科目 _____

月　　日実施

【問題No.　】	目標	実際	〈評価と気付き〉
時間	分	分	
得点率	%	%	

【問題No.　】	目標	実際	〈評価と気付き〉
時間	分	分	
得点率	%	%	

【問題No.　】	目標	実際	〈評価と気付き〉
時間	分	分	
得点率	%	%	

【問題No.　】	目標	実際	〈評価と気付き〉
時間	分	分	
得点率	%	%	

【問題No.　】	目標	実際	〈評価と気付き〉
時間	分	分	
得点率	%	%	

【問題No.　】	目標	実際	〈評価と気付き〉
時間	分	分	
得点率	%	%	

【問題No.　】	目標	実際	〈評価と気付き〉
時間	分	分	
得点率	%	%	

【問題No.　】	目標	実際	〈評価と気付き〉
時間	分	分	
得点率	%	%	

【問題No.　】	目標	実際	〈評価と気付き〉
時間	分	分	
得点率	%	%	

【Total】	目標	実際	《総合評価》　（解答の手順・時間配分、ケアレスミスの有無、得点の獲得状況等）
時間	分	分	
得点率	%	%	

【得点アップのための対策】　　　　　　　　　　　　　　　　　　　　実行完了日

- ・ 　　　　　　　　　　　　　　　　　　　　　　　　　　　　　　　　／
- ・ 　　　　　　　　　　　　　　　　　　　　　　　　　　　　　　　　／
- ・ 　　　　　　　　　　　　　　　　　　　　　　　　　　　　　　　　／
- ・ 　　　　　　　　　　　　　　　　　　　　　　　　　　　　　　　　／

《チェックシート》　※解答後の分析にご活用ください

令和4年度

問 題 と 解 答

英 語

問題

(60分)

4年度

11月20日試験

I 次の対話文の空所に入れるのに最も適当なものを，それぞれア～エから一つ選べ。

〔A〕

A：Welcome to Toyo Electronics. How can I help you?

B：I'm doing a school project on dialects of Japanese here in the city of Osaka. I need some advice choosing the right equipment for it.

A：Sounds interesting. What are you planning to do?

B：Well, here's what I'm thinking about. ＿＿＿＿1＿＿＿＿

A：So, it sounds like you'll need something with a microphone to collect audio data, right?

B：Yeah, that's right.

A：OK, let me see. Well, I'd recommend a PX-100 voice recorder because they're ＿＿＿＿2＿＿＿＿ .

B：I'm not too worried about the price. I'll be accessing the data from my tablet, smartphone, and PC, though, so that sounds perfect.

A：In fact, that particular model in orange is on sale right now. It's really popular and very easy to use.

B：OK, I'd love to see it.

A：Here it is. The base price is ¥4,980. If you ＿＿＿＿3＿＿＿＿ , you'll receive an extra 15 percent discount.

B：Oh, really? I go to school here, but live elsewhere.

A：OK. In that case, the total will be the original amount plus tax.

1．ア．I'll be gathering written samples of language around town.

　　イ．I'll be interviewing people to gather examples of local language.

　　ウ．I'm going to distribute a language survey by hand to people in the city.

　　エ．I'm going to observe common gestures used in conversations.

2．ア．cheap and compatible with any device

　　イ．compact and store a lot of data

　　ウ．easy to use and quickly rechargeable

　　エ．lightweight and won't break easily

3．ア．can show you're a city resident

　　イ．happen to be a first-time shopper

　　ウ．have your student ID

　　エ．sign up for a member's card

〔B〕

A： Next please! Thanks for coming to Campus Real Estate Rentals.

B： Hi. I just got accepted into the university, and I need to find an apartment.

A： First, congratulations! So, how close to the university do you want to live?

B： I haven't really thought about that.

A： Well, the closer you are to campus, the more _____4_____ .

B： I have a bicycle, so I'm OK with living several kilometers away.

A： You'll have more to choose from that way. And, like I said before, living close to campus will cost you a lot more.

B： That's good to hear since I'm on a fairly tight budget.

A： I have a few more questions for you. _____5_____

B： I'm bringing a king-sized bed from home, so definitely the larger one. Is there a big difference in rent?

A： Not so much, maybe ¥5,000. Finally, I need to know what you can afford.

B： _____6_____

A： Of course. There are several in that price range that I can show you today.

4. ア. convenient life will be for you

   イ. expensive rents typically are

   ウ. housing options will be available to you

   エ. time you'll save in terms of commuting

5．ア．Do you want a building with an elevator, security, or both?

　イ．Do you want a studio or a more spacious one-bedroom apartment?

　ウ．Would you prefer an older or a newer, recently-constructed building?

　エ．Would you prefer to live on the first floor or higher up with a view?

6．ア．I want to spend about what you advertised in the campus newspaper.

　イ．I'll get some money each month from my parents to help me with rent.

　ウ．I'll soon get a job so I can afford something a little more expensive.

　エ．I'm hoping to discuss the price once you show me a few apartments.

Ⅱ　次の英文の空所に入れるのに最も適当な語を，ア〜クから選べ。ただし，同じものを繰り返し用いてはならない。

The first emperor of China, Qin Shihuang, is remembered for the many things he did during his rule. Between 221 and 210 B.C., he started the construction of the Great Wall of China. He built a large network of roads. He introduced a new writing system, (7), and set of measurements. The emperor also (8) the construction of a huge army of life-sized terracotta soldiers. These, he hoped, would protect his (9) after his death.

Today, the soldiers in Xi'an's terracotta museum are light brown, but they weren't always this color. They began as an army of red, blue, yellow, green, white, and purple. Sadly, most of the colors did not (10) to the present day. Before their discovery, the clay soldiers were protected by being (11). When they were unearthed, however, the air caused the (12) under the paint to fall off. The paint disappeared in less time than it takes to boil an egg, taking with it important pieces of history.

ア．coating　　イ．cost　　ウ．currency　　エ．depth

オ．last　　カ．ordered　　キ．tomb　　ク．underground

Ⅲ　次の各英文の空所に入れるのに最も適当な語句を，ア～エから一つ選べ。

13. Though quite (　　　), Mary kept working hard to meet the deadline.
　ア．been exhausted　　　　　　イ．being exhausting
　ウ．exhaust　　　　　　　　　　エ．exhausted

14. The food served at that restaurant is great, but its service is (　　) slow.
　ア．a lot　　　イ．as well　　　ウ．far too　　　エ．very much

15. (　　) being a great singer, he is an excellent actor.
　ア．As　　　イ．Besides　　　ウ．To　　　エ．With

16. Tom goes to the gym to lift weights at least (　　) two days to maintain his strength.
　ア．each　　　イ．every　　　ウ．few　　　エ．other

17. Andy's report was excellent, (　　) it had some minor spelling errors.
　ア．about whether　　　　　　イ．as though
　ウ．except that　　　　　　　エ．in case

18. As it is nearly 10:00 p.m., I think it is time our children (　　) in bed.
　ア．are being　　　イ．being　　　ウ．have been　　　エ．were

19. Dave （   ） postcards with pictures of Canada ever since he visited the country as a boy.

    ア．collects   イ．has been collecting

    ウ．is collecting   エ．would collect

20. （   ） hard the student tried, he was still unable to finish the assignment.

    ア．How   イ．However   ウ．What   エ．Whichever

（次ページに続く）

Ⅳ 次の各英文の意味に最も近いものを，ア〜エから一つ選べ。

21. Micah made good on his promise to his parents recently.

ア．In recent days, Micah clarified to his parents what he promised.

イ．In recent days, Micah felt excited about what he promised to his parents.

ウ．Recently, Micah fulfilled his promise to his parents.

エ．Recently, Micah informed his parents of his promise.

22. I always set about cleaning the bathroom in the morning.

ア．I always hate to clean the bathroom in the morning.

イ．I always refuse to clean the bathroom in the morning.

ウ．In the morning, I always avoid cleaning the bathroom.

エ．In the morning, I always start to clean the bathroom.

23. My older brother calls me names whenever his friends are around.

ア．My older brother asks me for help whenever his friends are nearby.

イ．My older brother praises me whenever his friends are close by.

ウ．Whenever his friends are close by, my older brother questions me.

エ．Whenever his friends are nearby, my older brother insults me.

24. My classmate gets the better of me in table tennis when we play.

ア．My classmate asks me for advice when we play table tennis.

イ．My classmate cheats me when we play table tennis.

ウ．My classmate defeats me when we play table tennis.

エ．My classmate struggles with me when we play table tennis.

V 次の(a)に示される意味を持ち，かつ(b)の英文の空所に入れるのに最も適した語を，それぞれア～エから一つ選べ。

25. (a) a business or company, especially a small or specialized one

(b) The (　　　) eventually grew into an international corporation.

ア．facility
イ．firm
ウ．institute
エ．residence

26. (a) an area of ground covered in short grass in a garden or park

(b) My neighbor has a swimming pool and (　　　) in his backyard.

ア．crop
イ．lawn
ウ．root
エ．soil

27. (a) to authorize somebody to do something or allow something to happen

(b) The shopping center decided to (　　　) its customers to smoke only in the designated place.

ア．admit
イ．permit
ウ．prohibit
エ．restrict

28. (a) to make something available for somebody to use

(b) The primary function of power companies is to (　　　) a stable source of electricity to customers.

ア．accompany
イ．apply
ウ．deny
エ．supply

29. (a) yet to be organized in a way in which it can be understood or used easily

(b) The research presentation only shows the (　　　) data, which needs further analysis.

ア．adverse
イ．fiscal
ウ．fragile
エ．raw

Ⅵ　次の ［A］〜［D］の日本文に合うように，空所にそれぞれア〜カの適当な語句を入れ，英文を完成させよ。解答は番号で指定された空所に入れるもののみをマークせよ。なお，文頭に来る語も小文字にしてある。

［A］　そのアンケートの結果は回答者が一人も特定されないように公開されます。

　　　The results of the questionnaire will be released （　　　）（　　　）（　30　）（　　　）（　31　）（　　　）can be identified.

　　　　ア．a　　　　　　　　イ．not even　　　　　ウ．respondent
　　　　エ．single　　　　　　オ．so　　　　　　　　カ．that

［B］　カフェに忘れた財布が手元に戻ってくるとは夢にも思わなかった。

　　　（　32　）（　　　）（　　　）（　33　）（　　　）（　　　）wallet would be returned to me after I forgot it in the cafe.

　　　　ア．did　　　　　　　イ．dream　　　　　　ウ．I
　　　　エ．little　　　　　　オ．my　　　　　　　カ．that

［C］　コンサートに行った人のうち何人かには，出演者が直筆でサインをした新しいDVDがプレゼントされた。

　　　（　　　）（　34　）（　　　）（　35　）（　　　）（　　　）given a signed copy of the performer's new DVD.

　　　　ア．attended　　　　　イ．several of　　　　ウ．the concert
　　　　エ．those　　　　　　オ．were　　　　　　　カ．who

［D］　その新しいパン屋の前に長い行列ができているのを見るのは，これで3度目
かもしれない。

（　　　）（　36　）（　　　）（　37　）（　　　）（　　　）a　long　line　of
people　waiting　in　front　of　the　new　bakery　shop.

　　ア．have　　　　　　　　イ．I　　　　　　　　ウ．might be

　　エ．seen　　　　　　　　オ．the third time　　カ．this

（次ページに続く）

Ⅶ　次の英文を読み，あとの問いに答えよ。

What happens if you don't get enough sleep? Randy Gardner, a high school student in the United States, wanted to find out. He designed an experiment on the effects of sleeplessness for a school science project. With Dr. William C. Dement from Stanford University and two friends watching him carefully, Gardner stayed awake for 264 hours and 12 minutes. That's eleven days and nights without sleep!

What effect did sleeplessness have on Gardner? After 24 hours without sleep, Gardner started having trouble reading and watching television. The words and pictures were too blurry. By the third day, he was having trouble doing things with his hands. By the fourth day, Gardner was hallucinating. For example, when he saw a street sign, he thought it was a person. He also imagined that he was a famous football player. Over the next few days, Gardner's speech became so slurred that people couldn't understand him. He also had trouble remembering things. By the eleventh day, Gardner couldn't pass a counting test. In the middle of the test, he simply stopped counting. He couldn't remember what he was doing.

When Gardner finally went to bed, he slept for 14 hours and 45 minutes. The second night he slept for twelve hours, the third night he slept for ten and one-half hours, and by the fourth night, he had returned to his normal sleep schedule.

Even though Gardner recovered quickly, scientists believe that going without sleep can be dangerous. They say that people should not repeat Randy's experiment. Tests on white rats have shown how serious sleeplessness can be. After a few weeks without sleep, the rats started losing fur. And even though the rats ate more food than usual, they lost weight. Eventually, the rats died.

Has anyone stayed awake longer than Randy Gardner? Yes! According to The Guinness Book of World Records, Maureen Weston from the United Kingdom holds the record for staying awake the longest. She went 449 hours without sleep in 1977. That's 18 days and 17 hours!

During your lifetime, you will likely spend 25 years or more sleeping. But why? What is the purpose of sleep? Surprisingly, scientists don't know for sure. Scientists used to think we "turned our brains off" (42) when we went to sleep. Sleep researchers now know, however, that our brains are very active when we sleep. Some scientists think we sleep in order to replenish brain cells. Other scientists think that sleep helps the body to grow and relieve stress. Whatever the reason, we know that it is important to get enough sleep.

問1　本文の第1段落の内容に合うものとして最も適当なものを，ア〜エから一つ選べ。(38)

　ア．A science experiment devised by Stanford University studied the effects of sleeplessness on a high school student named Randy Gardner.

　イ．It was Dr. William C. Dement who created and oversaw the study on Randy Gardner's sleeplessness.

　ウ．Randy Gardner created a study and stayed awake for 11 days in order to observe the effects of sleeplessness on his two acquaintances.

　エ．Randy Gardner used himself as the subject of his own scientific study to learn about the effects of staying awake for a long period of time.

問2　本文の第2段落の内容に合うものとして最も適当なものを，ア～エから一つ選べ。(39)

ア．After a day of not sleeping, Gardner found that it was not particularly difficult to focus on reading or watching programs on television.

イ．In the days following his fourth day of not sleeping, Gardner's speech was quite comprehensible to those around him.

ウ．Nearing the very end of the study, Gardner could unfailingly express numbers in sequential order.

エ．On his fourth day without sleep, Gardner had delusions about things around him and believed that he was a well-known athlete.

問3　本文の第3段落の内容に合わないものを，ア～エから一つ選べ。(40)

ア．Following his sleepless experiment, Gardner gradually needed less rest, returning to his normal sleep pattern over four days.

イ．On the fourth night after completing the study, Gardner returned to his normal sleep schedule of exactly 10 hours and 30 minutes.

ウ．Over the first three nights, Gardner slept less each night by anywhere from 90 to 165 minutes.

エ．When Gardner slept for the first time after conducting his experiment, he was asleep for over a half day.

問4　本文の第4段落の内容に合わないものを，ア～エから一つ選べ。(41)

ア．Depriving rats of sleep for a few weeks had observable negative consequences on their health.

イ．Evidence of the dangers of sleep deprivation can be seen in the experiments with white rats, ultimately resulting in their deaths.

ウ．Rats ate more and showed a tendency to increase their weight while going without sleep, thus demonstrating the harmful effects of sleeplessness.

エ．Staying awake for long periods of time is thought to be an unsafe practice by those in the scientific community.

問5　下線部(42)の内容の説明として最も適当なものを，ア～エから一つ選べ。

ア．Scientists have concluded that it is important for all human beings to deactivate and rest their brains while sleeping.

イ．Scientists know that the brain is turned on or active when we are awake and turned off or inactive when asleep.

ウ．Sleep researchers have thoroughly investigated the fact that our brains are disengaged while sleeping.

エ．Sleep researchers now acknowledge that our brains are on and active, even when we are sleeping.

問6　本文の第6段落の内容に合うものとして最も適当なものを，ア～エから一つ選べ。(43)

ア．It is not surprising that scientists have already determined a definitive answer to the question of why human beings need sleep.

イ．Scientists are very clear that sleep is critically important, yet they are unclear concerning the purpose or reasons for sleep.

ウ．Sleep researchers are in complete agreement that sleep is crucial for the sole purpose of stress reduction.

エ．There is certainty in the scientific community regarding why we need sleep and what the actual purpose of sleep is.

問7　本文の内容と合わないものを，ア〜キから二つ選び，(44)と(45)に一つずつマークせよ。ただし，マークする記号（ア，イ，ウ，…）の順序は問わない。

ア．Randy Gardner studied the effects of staying awake for a long period of time in order to complete a scientific study as a high school student.

イ．Four people participated in the study, Gardner as the study's subject, and three others observing and overseeing his actions carefully.

ウ．After several days without sleep, Gardner demonstrated many ill effects of sleeplessness, even mistaking a common object for a human being.

エ．Despite his difficulty in doing physical things such as with his hands, Gardner's memory remained intact throughout the experiment.

オ．Scientists have conducted laboratory experiments with rats, but they have failed to discover any serious dangers of going without sleep.

カ．One woman in the United Kingdom holds the world record for going without sleep, staying awake for a full week longer than Gardner.

キ．Everyone, including those in the scientific community, acknowledges the importance of sleep, even though its purpose remains unresolved.

（以 下 余 白）

化 学

問題
(60分)

4年度

11月20日試験

I 　次の実験に関する文章中の空欄 $\boxed{1}$ ～ $\boxed{11}$ にあてはまる最も適切なものを，それぞれの**解答群**から選び，解答欄にマークせよ。ただし，同じものを何度選んでもよい。また，原子量は H = 1.00，C = 12.0，N = 14.0，O = 16.0，Na = 23.0 とする。気体はすべて理想気体とみなし，気体分子 1.00 mol の体積は標準状態で 22.4 L，気体定数 R は 8.31×10^3 Pa·L/(K·mol) とする。

1) 純粋なトルエン 1.84 g を，過マンガン酸カリウム水溶液と適切な条件下で混合した。反応が副反応を起こすことなく完全に進んだことを確認後，適切な処理を行って安息香酸を含む白色固体 2.51 g を得た。

　　得られた固体に水 100 g を加え加熱して，固体を完全に溶解した。その後 20℃ まで冷却し，析出した結晶をろ過により集めると，純粋な安息香酸をおよそ $\boxed{1}$ g 得ることができた。この一連の操作は $\boxed{2}$ とよばれる。なお，安息香酸は 20℃ の水 100 g に 0.29 g 溶けるものとする。

2）図 I に示したように，ドライアイス 44.0 g を入れた容器 A（容積 1 L）と水酸化ナトリウム 100 g を入れた容器 B を接続後，ドライアイスが 　3　 して完全に消失するまで標準状態で放置した。その後，直ちに容器 B の質量を測定すると 39.6 g 増加していた。容器 B 中で生成した成分はすべて容器 B の中にとどまるものとすると，ドライアイス由来の成分のおよそ 　4　 ％が水酸化ナトリウムと反応したと考えることができる。ただし，空気中の水蒸気および二酸化炭素による水酸化ナトリウムへの影響は考えないものとし，容器 A と容器 B を接続する管の体積は無視できるものとする。

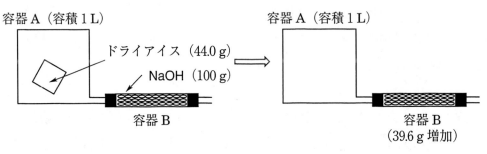

図 I

3）ヨウ素とヨウ化カリウムを含む水溶液を分液ろうとに入れ，ヘキサンを加えてよく振り混ぜたのち，分液ろうとを静置し，ヘキサン層と水層を分離する。再度，水層にヘキサンを加え，同様の操作を行う。この操作は 　5　 とよばれ，ヘキサン層に 　6　 のみが移動して，ヘキサン層は赤紫色になる。

4）食塩水から 　7　 により水を分離するために，温度計，枝付きフラスコ，リービッヒ冷却器などが必要である。温度計の位置として正しいものは 　8　 で，リービッヒ冷却器に冷却水を流す方向は 　9　 である。

5）次に示す記述の内容のうち，適切なものは 10 と 11 である。

a）炎色反応を行っているそばで，ジエチルエーテルの蒸留を行った。

b）はかり取った黄リンを，そのまま机の上に放置した。

c）濃硫酸に水を加えて，希硫酸を調製した。

d）実験に使用して余った金属ナトリウムを，石油中に保存した。

e）容積 15 m³ の部屋（室温 25 ℃）で，22.4 kg の液体窒素が入った容器が転倒し，全量こぼれ出たが，そのまま融点測定を続けた。

f）実験台にこぼれたフェノールの結晶を素手で集めて試薬ビンに回収した。

g）アニリンをジアゾ化するために，亜硝酸ナトリウムの代わりに亜硝酸カリウムを使用した。

 1 に対する解答群

① 1.84　　　　② 1.86　　　　③ 2.13　　　　④ 2.15

⑤ 2.22　　　　⑥ 2.44　　　　⑦ 2.51

 2 , 5 および 7 に対する解答群

① 蒸 留　　　　② 再結晶　　　　③ 昇華法

④ ろ 過　　　　⑤ 抽 出　　　　⑥ クロマトグラフィー

 3 に対する解答群

① 沸 騰　　　　② 昇 華　　　　③ 潮 解　　　　④ 風 解

⑤ 融 解　　　　⑥ 凝 固　　　　⑦ 凝 縮

 4 に対する解答群

① 72　　　② 74　　　③ 78　　　④ 80　　　⑤ 82

⑥ 86　　　⑦ 88　　　⑧ 90　　　⑨ 92　　　⓪ 94

6 に対する解答群

① I_2
② KI_3
③ KI
④ I_2 と KI_3
⑤ KI_3 と KI

8 に対する解答群

①
②
③
④

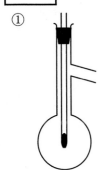 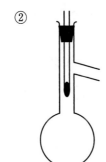 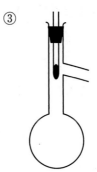 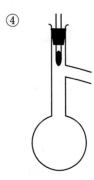

9 に対する解答群

①
②

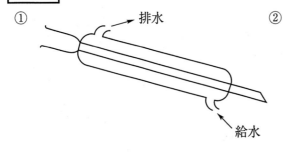 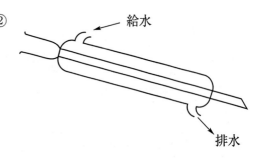

10 および 11 に対する解答群

① a
② b
③ c
④ d
⑤ e
⑥ f
⑦ g

Ⅱ　希薄溶液に関する次の文章中の空欄　12　〜　20　にあてはまる最も適切な
ものを，それぞれの**解答群**から選び，解答欄にマークせよ。ただし，同じものを何度選
んでもよい。また，原子量は H = 1.00，O = 16.0，Na = 23.0，Cl = 35.5 とし，水のモ
ル凝固点降下は 1.85 K·kg/mol とする。なお，塩化ナトリウムは水中で完全に電離し
ているものとする。

　非電解質を溶媒に溶かした希薄溶液では，凝固点降下の大きさは溶かした溶質の種類
に関係なく，その溶液の　12　に比例する。この性質を利用することで，非電解質
の分子量を求めることができる。たとえば，ある非電解質 2.0 g を純水 100 g に溶解し
た水溶液の凝固点が −0.64 ℃であるとき，この非電解質の分子量は　13　である。
一方，電解質を水に溶解させた場合には，　14　によって溶質粒子の数は
　15　。この電解質水溶液の凝固点は，同じ　12　の非電解質水溶液と比べて
　16　。純水 100 g に塩化ナトリウム 1.0 g を溶解したときの水溶液の凝固点は
　17　℃である。

　図Ⅱは純水にある非電解質を溶かした水溶液の冷却曲線を示したものである。図Ⅱの
A〜E 点のうち，この溶液の凝固点は　18　点の温度である。また，この水溶液は，
X 点では　19　状態であり，Y 点では　20　状態である。

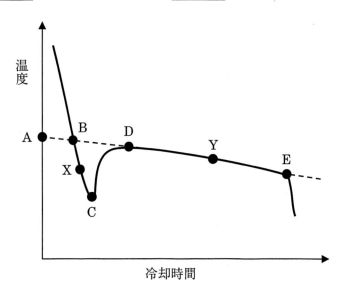

図Ⅱ

| 12 | に対する解答群

① 質量モル濃度　　　② モル濃度　　　③ モル分率

④ モル沸点上昇　　　⑤ モル凝固点降下

| 13 | に対する解答群

① 28　　　② 38　　　③ 48　　　④ 58

⑤ 68　　　⑥ 78　　　⑦ 88　　　⑧ 98

| 14 | に対する解答群

① 凝　縮　　　② 電　離　　　③ 昇　華

| 15 | に対する解答群

① 増加する　　　② 減少する　　　③ 変わらない

| 16 | に対する解答群

① 高くなる　　　② 低くなる　　　③ 変わらない

| 17 | に対する解答群

① -0.63　　　② -0.53　　　③ -0.43　　　④ -0.33

⑤ 0.33　　　⑥ 0.43　　　⑦ 0.53　　　⑧ 0.63

| 18 | に対する解答群

① A　　　② B　　　③ C　　　④ D　　　⑤ E

| 19 | および | 20 | に対する解答群

① 固体のみの　　　② 液体のみの　　　③ 固体と液体が共存する

Ⅲ　電解精練に関する次の文章中の空欄 21 ～ 34 にあてはまる最も適切な
ものを，それぞれの**解答群**から選び，解答欄にマークせよ。ただし，同じものを何度選
んでもよい。また，原子量は H＝1.00，O＝16.0，Al＝27.0，Cu＝63.5 とし，ファラ
デー定数は $F＝9.65×10^4\,\mathrm{C/mol}$ とする。

　　銅の電解精練では，銅以外の金属不純物を含む粗銅板を 21 極に，薄い純銅板
を 22 極に用いて，硫酸酸性の硫酸銅（Ⅱ）水溶液を低電圧で電気分解することに
より， 23 極に純度 99.99 ％以上の純銅が析出する。このとき 21 極でお
こる反応は 24 反応で， 22 極でおこる反応は 25 反応である。銅
の電解精練で 500 g の純銅を得るためには，150 A の電流で少なくとも 26 秒間
電気分解する必要がある。

　　アルミニウムはイオン化傾向の 27 金属で，たとえば硫酸アルミニウムの水溶
液を電気分解するとアルミニウムの単体は析出せず， 28 が発生する。このため，
アルミニウムの精練では，原料鉱石である 29 を精製して純粋な 30 をつ
くる。 30 は融点が高いため， 31 を約 1000 ℃に加熱して融解させたも
のに溶かし，炭素電極を用いて電気分解すると 32 極にアルミニウムが析出する。
この方法を 33 という。このとき 32 極でおこる反応は 34 反応で
ある。

21 ～ 23 および 32 に対する解答群
①　陽　　　　　　②　陰

24 ， 25 および 34 に対する解答群
①　酸　化　　　　②　還　元

26 に対する解答群
①　$5.07×10^3$　　　　②　$1.01×10^4$　　　　③　$1.19×10^4$
④　$2.38×10^4$　　　　⑤　$3.57×10^4$　　　　⑥　$5.07×10^4$

27 に対する解答群

① 大きい　　　② 小さい

28 に対する解答群

① 二酸化炭素　　② 水　素　　　③ 塩　素　　　④ 窒　素

29 に対する解答群

① アルミナ　　　② アルマイト　　③ ボーキサイト　　④ ジュラルミン

30 および 31 に対する解答群

① $Al(OH)_3$　　　② Al_2O_3　　　③ $Al_2(SO_4)_3$

④ $AlK(SO_4)_2 \cdot 12H_2O$　　　　　　⑤ Na_3AlF_6

33 に対する解答群

① 溶融塩電解　　② イオン交換膜法　　③ 接触法

④ ソルベー法　　⑤ テルミット法

Ⅳ 酸素を含む化合物に関する次の文章中の空欄 | 35 | ～ | 43 | にあてはまる最
も適切なものを，それぞれの解答群から選び，解答欄にマークせよ。ただし，同じもの
を何度選んでもよい。また，原子量は H＝1.00，C＝12.0，O＝16.0 とする。気体はす
べて理想気体とみなし，気体分子 1.00 mol の体積は標準状態で 22.4 L とする。

1）化合物 A ～ E は，それぞれ炭素数が最小のアルコール，アルデヒド，カルボン酸，ケ
トン，エステルである。これら 5 つの化合物の関係性は，以下のとおりである。

    ・5 つの化合物の中で，化合物 C の分子量は 2 番目に大きい。

    ・化合物 B を酸化すると，化合物 A が得られる。

    ・化合物 D の分子量は，化合物 B の 2 倍である。

    ・化合物 D と化合物 E の関係は，以下の反応式で表すことができる。

$$2E + O_2 \longrightarrow 2B + 2H_2O$$

  1．ナトリウムと反応すると水素が発生する化合物は | 35 | である。

  2．ヨードホルム反応で黄色の沈殿が生じる化合物は | 36 | である。

  3．ベンゼン溶液中で二量体を形成する化合物は | 37 | である。

  4．酢酸カルシウムを乾留すると得られる化合物は | 38 | である。

  5．一般式 R-OH で表されるアルコールの酸化反応で得られる化合物は | 39 | で
ある。

  6．合成樹脂の原料や消毒剤・防腐剤などに使われる化合物は | 40 | である。

  7．完全燃焼したとき，生成した二酸化炭素と水の物質量の比が等しくならない化合物
は | 41 | である。

2）標準状態においてジメチルエーテルとプロパンの混合気体 1.00 L に，5.00 L の酸素
を混合して完全燃焼させた。燃焼後，標準状態に戻したときの体積は 3.56 L であった。
この結果より，はじめの混合気体中に含まれていたジメチルエーテルは | 42 | mol，
プロパンは | 43 | mol であったことがわかる。ただし，生成した水の体積および気
体の液体への溶解は無視できるものとする。

| 35 | ～ | 41 | に対する解答群

① Aのみ　　　② Bのみ　　　③ Cのみ　　　④ Dのみ

⑤ Eのみ　　　⑥ AとBのみ　　⑦ AとDのみ　　⑧ AとEのみ

⑨ BとEのみ　　⓪ CとDのみ　　ⓐ CとEのみ　　ⓑ DとEのみ

ⓒ AとBとCのみ　　　ⓓ AとBとDのみ　　　ⓔ AとCとDのみ

| 42 | および | 43 | に対する解答群

① 0.010　　② 0.015　　③ 0.020　　④ 0.025　　⑤ 0.030

⑥ 0.035　　⑦ 0.040　　⑧ 0.045　　⑨ 0.050　　⓪ 0.10

ⓐ 0.15　　ⓑ 0.20　　ⓒ 0.25　　ⓓ 0.30　　ⓔ 0.35

英 語

解答

4年度

推 薦

I

〔解答〕

[A] 1．イ　2．ア　3．ア

[B] 4．イ　5．イ　6．ア

〔出題者が求めたポイント〕

[A]　選択肢訳

1．ア．街で書き言葉のサンプルを集めるつもりです。

　　イ．人々にインタビューして、地元の言葉のサンプルを集めるつもりです。

　　ウ．言語調査票を街の人に手渡しで配るつもりです。

　　エ．会話でよく使われるジェスチャーを観察してみるつもりです。

2．ア．安くてどんなデバイスにも対応できる

　　イ．コンパクトで、多くのデータを保存できる

　　ウ．使いやすく、すぐに充電できる

　　エ．軽量で簡単に壊れない

3．ア．市内在住であることを証明できる

　　イ．偶然にも初めての買い物である

　　ウ．学生証を持っている

　　エ．メンバーズカードに申し込む

[B]　選択肢訳

4．ア．あなたにとってより便利な暮らしになる

　　イ．家賃は一般的により高額になる

　　ウ．あなたの住居の選択肢がより広がる

　　エ．通学時間がより短縮される

5．ア．エレベーター付き、セキュリティ付き、またはその両方がいいですか？

　　イ．ワンルームがいいですか、それとも、より広めのベッドルームがあるアパートがいいですか？

　　ウ．古い建物か、それとも最近建てられた新しい建物がいいですか？

　　エ．1階がいいですか、それとも高層階で眺めの良いところがいいですか？

6．ア．キャンパス新聞に掲載された金額くらいにしたい。

　　イ．家賃を補助のために毎月親からいくらかお金をもらう。

　　ウ．もうすぐ就職するから、少し高くても賄える。

　　エ．何件かマンションを見せてもらったら、価格の相談をしたいと思います。

〔全訳〕

[A]

A：東洋電子へようこそ。どのようなご用件でしょうか？

B：私は今、ここ大阪で日本語の方言について研究しています。これに適した機材選びのご相談をしたいのです。

A：面白そうですね。どんなことをするのですか？

B：そうですね。私が考えているのは次のようなことです。[1]人々にインタビューして、地元の言葉のサンプルを集めるつもりです。

A：ということは、音声データを収集するためにマイク付きのものが必要になりそうですね？

B：ええ、その通りです。

A：分かりました。そうですね。では、ボイスレコーダー PX-100 が [2]安くてどんなデバイスにも対応できるのでおすすめです。

B：値段はあまり気にしていません。タブレットやスマートフォン、PC からデータにアクセスすることになるから、それがちょうどよさそうですね。

A：実は今、オレンジのモデルがセール中です。使い勝手がよくて人気です。

B：そうですか、ぜひ見てみたいです。

A：これです。基本価格は 4,980 円です。もしあなたが [3]市内在住であることを証明できるなら、さらに 15％引きになります。

B：え、そうなのですか？　私は、学校はここなのですが、家は別のところなのです。

A：分かりました。その場合は元の金額に消費税を加えた金額になります。

[B]

A：次の方どうぞ。キャンパス不動産賃貸にお越しいただきありがとうございます。

B：こんにちは。大学に合格したので、アパートを探したいのですが。

A：まずは、おめでとうございます！　それで、大学からどのくらい近いところにお住みになりたいですか？

B：それはあまり考えたことがありません。

A：まあ、大学から近ければ近いほど、[4]通学時間がより短縮できますね。

B：私は自転車があるので、数キロ離れても大丈夫です。

A：その方が選択の幅が広がりますね。それと、先ほど言ったように、キャンパスに近いところに住むと、その分費用が高くつきます。

B：それはよかったです。予算が少ないので。

A：もう少しお聞きしたいことがあります。[5]ワンルームがいいですか、それとも、より広めのベッドルームがあるアパートがいいですか？

B：家からキングサイズのベッドを持ってくるので、絶対広い方がいいです。家賃はそんなに違うのですか？

A：そうでもありません。5,000 円くらいでしょうか。最後ですが、お支払いになれる金額を教えてください。

B：[6]キャンパス新聞に掲載された金額くらいにしたいですね。

A：分かりました。その価格帯の物件はいくつかありますので、今日ご紹介できますよ。

Ⅱ

〔解答〕

7．ウ　　8．カ　　9．キ
10．オ　　11．ク　　12．ア

〔全訳〕

中国の初代皇帝、秦の始皇帝は、その統治時代にさまざまなことを行ったことで記憶されている。紀元前221年から210年にかけて、彼は万里の長城の建設に着手した。大規模な道路網の建設も行った。また、新しい文字体系、通貨、度量衡を導入した。さらに皇帝は、実物大の兵馬俑を作るよう命じた。彼は、これが自分の死後、自分の墓を守ってくれることを望んだのだ。

現在、西安の兵馬俑博物館にある兵士像は薄茶色をしているが、元は必ずしもこのような色ではなかった。当初は赤、青、黄、緑、白、紫の軍団であった。しかし、悲しいかな、ほとんどの色は現代に残っていない。発見されるまで、粘土の兵隊は 地下にいることで守られていたのだ。しかし、発掘されたとき、空気のせいで絵の具の下のコーティングが剥がれ落ちてしまった。卵をゆでるよりも短い時間で塗料は消え、それとともに重要な歴史の断片が消えたのだった。

Ⅲ

〔解答〕

13．エ　　14．ウ　　15．イ　　16．イ
17．ウ　　18．エ　　19．イ　　20．イ

〔出題者が求めたポイント〕

13．Though she was quite exhausted から she was を省略した形。
14．far too slow「あまりに遅すぎる」。far は too を修飾できる。very much は very だけなら可。
15．besides being ～「～であることに加えて」。
16．every two days「2日に1回（1日おきに）」。every other day と同意。
17．except that ～「～であることを除いて」。
18．it is time S V「もう～する時間だ」。V は過去形（仮定法過去）になる。
19．ever since ～「～以来ずっと」があるので、現在完了進行形が正解。ever は since を強調して「ずっと」という意味。
20．However ～「たとえどれほど～しても」。No matter how と言い換えられる。

〔問題文訳〕

13．すっかり疲れ果てていたが、メアリーは締め切りに間に合わせるために懸命に働き続けた。
14．そのレストランで出される料理は素晴らしいが、接客があまりにも遅すぎる。
15．彼は素晴らしい歌手であることに加えて、優れた役者でもある。

16．トムは体力を維持するために、少なくとも2日に1回はジムに行ってウェイトリフティングをしている。
17．アンディのレポートは、若干のスペルミスがあることを除けば優秀であった。
18．もう10時近いので、もう子供たちは寝てもいい頃だと思う。
19．デイブは少年時代にカナダを訪れて以来ずっと、カナダの写真が入った絵葉書を集めている。
20．その学生はどれほど頑張っても、やはり課題を終えることができなかった。

Ⅳ

〔解答〕

21．ウ　　22．エ　　23．エ　　24．ウ

〔問題文訳〕

21．ミカは最近、両親との約束を果たした。
　ア．最近、ミカは両親に自分が約束したことを明確にした。
　イ．最近、ミカは両親と約束したことについて興奮を覚えた。
　ウ．最近、ミカは両親との約束を果たした。
　エ．最近、ミカは両親に自分の約束について知らせた。
22．私は、朝はいつもバスルームの掃除にとりかかる。
　ア．私は、朝のバスルーム掃除はいつも嫌だ。
　イ．私は、朝のバスルーム掃除はいつも断っている。
　ウ．私は、朝はいつもバスルームの掃除を避けている。
　エ．私は、朝はいつもバスルームの掃除から始める。
23．私の兄は、彼の友だちがいるときはいつも私をけなす。
　ア．私の兄は、彼の友だちが近くにいるときはいつも私に助けを求める。
　イ．私の兄は、彼の友だちが近くにいるときはいつも私をほめてくれる。
　ウ．私の兄は、彼の友だちが近くにいるときはいつも私に質問する。
　エ．私の兄は、彼の友だちが近くにいるときはいつも私をばかにする。
24．卓球で対戦すると、私の同級生は私に勝つ。
　ア．卓球をするとき、私の同級生は私に助言を求める。
　イ．卓球をするとき、私の同級生は私をだます。
　ウ．卓球をするとき、私の同級生は私を負かす。
　エ．卓球をするとき、私の同級生は私と格闘する。

Ⅴ

〔解答〕

25．イ　　26．イ　　27．イ　　28．エ　　29．エ

〔正解の英文〕

25．(a) 事業または会社、特に小規模または専門的なもの。
　　(b) その会社はやがて国際的な企業に成長した。
26．(a) 庭や公園の短い草で覆われた地面の領域
　　(b) 私の隣人の裏庭にはプールと芝地がある。

27. (a) 誰かに何かをすることを許可する、または何か
　　　　が起こることを許可する
　　(b) そのショッピングセンターは、指定された場所
　　　　でのみ喫煙することを許可することにした。
28. (a) 誰かが使えるように何かを利用可能にする
　　(b) 電力会社の主な役割は、顧客に安定的に電力を
　　　　供給することである。
29. (a) まだ、理解されたり利用されたりしやすいよう
　　　　に整理されていない
　　(b) 研究発表では未加工のデータしか示されておら
　　　　ず、さらなる分析が必要である。

VI
〔解答〕
[A]30.　イ　　31.　エ
[B]32.　エ　　33.　イ
[C]34.　エ　　35.　ア
[D]36.　ウ　　37.　イ

〔正解の英文〕
[A] The results of the questionnaire will be
released (so) (that) (not even) (a) (single)
(respondent) can be identified.
[B] (Little) (did) (I) (dream) (that) (my)
wallet would be returned to me after I forgot it in
the cafe.
[C] (Several of) (those) (who) (attended)
(the concert) (were) given a signed copy of the
performer's new DVD.
[D] (This) (might be) (the third time) (I)
(have) (seen) a long line of people waiting in
front of the new bakery shop.

VII
〔解答〕
問1　エ　　問2　エ　　問3　イ　　問4　ウ
問5　エ　　問6　イ　　問7　エ、オ

〔出題者が求めたポイント〕
選択肢訳
問1ア．スタンフォード大学が考案した科学実験におい
　　　て、ランディ・ガードナーという高校生を対象に
　　　した不眠の影響が調査された。
　　イ．ランディ・ガードナーの不眠に関する研究を立
　　　案し、監督したのはウィリアム・C・ディメント
　　　博士だった。
　　ウ．ランディ・ガードナーは、ある研究を立案し、
　　　不眠が2人の知人に与える影響を観察するため
　　　に、11日間寝ないでいた。
　　エ．ランディ・ガードナーは、長時間起きているこ
　　　との影響を知るために、自分自身を科学的研究の
　　　対象として用いた。
問2ア．1日寝ないでいた後、ガードナーは、読書やテ
　　　レビ番組の視聴に集中するのが特に難しくないの

　　　に気づいた。
　　イ．不眠4日目の後の数日間、ガードナーの話し方
　　　は周囲にかなり理解されるようになった。
　　ウ．研究の最後のほうになると、ガードナーは常に
　　　数字を順番に言うことができるようになった。
　　エ．不眠の4日目、ガードナーは周囲の物事につい
　　　て妄想を抱き、自分が有名なスポーツ選手だと信
　　　じるようになった。
問3ア．不眠実験の後、ガードナーは徐々に休息を必要
　　　としなくなり、4日間で通常の睡眠パターンに戻
　　　った。
　　イ．実験を終えてから4日目の夜、ガードナーは、
　　　10時間30分きっかりという彼の通常の睡眠スケ
　　　ジュールに戻った。
　　ウ．最初の3日間、ガードナーは毎晩90分から
　　　165分ほど睡眠時間が短かった。
　　エ．実験の実施後初めて眠ったとき、ガードナーは
　　　半日以上眠っていた。
問4ア．ネズミから数週間睡眠を奪うと、彼らの健康に
　　　悪影響を及ぼすことが観察された。
　　イ．睡眠不足の危険性は、白ネズミを使った実験に
　　　見られたが、彼らは最終的には死に至った。
　　ウ．寝ないでいる間、ネズミはより多く食べ、体重
　　　が増加する傾向を示したが、これは不眠の弊害を
　　　実証している。
　　エ．長時間起きていることは、科学界の人々からは
　　　危険な行為と考えられている。
問5ア．科学者は、すべての人にとって、睡眠中に脳の
　　　活動を停止し、休ませることが重要であると結論
　　　づけている。
　　イ．科学者は、目覚めているときに脳は作動または
　　　活動しており、眠っているときに停止または活動
　　　していないことを知っている。
　　ウ．睡眠研究者は、私たちの脳が眠っている間は停
　　　止しているという事実を徹底的に調査してきた。
　　エ．睡眠研究者は今日、私たちの脳は眠っていると
　　　きでも作動し、活動しているということを認めて
　　　いる。
問6ア．なぜ人間に睡眠が必要なのかという疑問に対し
　　　て、科学者がすでに決定的な解答を確定している
　　　のは驚きではない。
　　イ．科学者は、睡眠が決定的に重要であることにつ
　　　いては明確であるが、睡眠の目的や理由について
　　　は不明である。
　　ウ．睡眠研究者は、睡眠がストレス解消のためにの
　　　み重要であるという点では完全に一致している。
　　エ．科学界には、なぜ睡眠が必要なのか、睡眠の実
　　　際の目的は何なのかについて、明確な見解があ
　　　る。
問7ア．ランディ・ガードナーは高校生のとき、科学研
　　　究を完成させるために、長時間起きていることの
　　　影響を研究しました。
　　イ．この研究には4人が参加したが、ガードナーは

被験者として参加し、他の３人は彼の行動を注意深く観察・監視した。

ウ．数日間眠らないうちに、ガードナーは不眠の弊害をたくさん示し、ありふれたものを人間と間違えることさえあった。

エ．ガードナーは、手で物理的な物事を行うのには苦労したが、彼の記憶力は実験中ずっと衰えなかった。

オ．科学者はネズミを使った実験を行ってきたが、寝ないでいることの深刻な危険性を発見することはできなかった。

カ．イギリスのある女性は、ガードナーより１週間も長く寝ないでいたことで、不眠の世界記録を持っている。

キ．科学界にいる人も含め、誰もが睡眠の重要性を認めているが、その目的はまだ解明されていない。

〔全訳〕

　十分な睡眠を取らないと何が起こるのか？　アメリカの高校生、ランディ・ガードナーはそれを知りたいと思った。彼は、学校の理科の課題として、不眠の影響に関する実験を計画したのだった。スタンフォード大学のウィリアム・C・ディメント博士と２人の友人に見守られながら、ガードナーは264時間12分眠らずにいた。これは11日間も寝なかったことになる！

　不眠はガードナーにどんな影響を与えたのか。24時間眠らなかった後、ガードナーは本を読むことや、テレビを見ることに支障をきたすようになった。文字や画像があまりにぼやけるのだ。３日目には、手で何かをするのが不自由になった。４日目になると、ガードナーは幻覚を見るようになった。例えば、道路標識を見たとき、それが人であると思うようになった。また、自分が有名なサッカー選手であるかのように思い込んだりもした。それから数日後、ガードナーは言葉が不明瞭になり、人に理解されなくなった。また、物を思い出すのに苦労するようになった。11日目になると、ガードナーは数を数えるテストに合格することができなくなった。彼はテストの途中で数えるのをやめてしまった。やっていたことを思い出せなくなったのだ。

　ようやく寝床に入ると、ガードナーは14時間45分も眠った。２日目は12時間、３日目は10時間半、そして４日目には通常の睡眠時間に戻った。

　ガードナーはすぐに回復したが、科学者たちは、睡眠不足は危険だと考えている。彼らは、ランディの実験を繰り返してはいけないと言う。白ネズミの実験において、不眠がいかに深刻なものであるかが示されている。数週間眠らずにいると、ネズミは毛を失い始めた。そして、いつもよりたくさん餌を食べたにもかかわらず、体重が減ってしまった。最終的にこのネズミは死んだのだった。

　ランディ・ガードナーより長く起きていた人はいるのだろうか？　いる！　ギネスブックによると、イギリスのモーリーン・ウェストンが、最も長く起きていた記録を持っている。1977年、彼女は449時間眠らずにいた。これは18日と17時間にあたる！

　一生のうち、人は25年以上寝て過ごすことになる。しかし、なぜ寝るのか？　睡眠の目的は何なのか？　意外なことに、科学者にもはっきりしたことは分かっていない。かつては、私たちは眠るときに「脳のスイッチを切っている」と考えられていた。しかし、現在では、睡眠中の脳は非常に活発であることが分かっている。一部の科学者は、人は脳細胞を充填するために眠ると考えている。また、睡眠が体の成長やストレスの解消に役立っていると考える科学者もいる。いずれにせよ、十分な睡眠をとることが重要であることは分かっている。

化 学

解答
4年度

I

〔解答〕

1	2	3	4	5	6	7	8	9	10	11
4	2	2	8	5	1	1	1	3	1	7

※ 10・11 は順不同

〔出題者が求めたポイント〕

分離・精製操作、実験の基本

単に教科書知識を問うだけでなく、実験操作での危険や推奨されない操作についての問題はこれからも増えていくと予想される。分離操作の詳細だけでなく、原理まで含めた理解が重要になるだろう。

〔解答のプロセス〕

1）　トルエン（分子量 92）1.84 g がすべて安息香酸（分子量 122）に変化したとすると、その質量は 2.44 g であるから、得られた白色固体 2.51 g には 0.07 g の不純物が含まれていたことが分かる。これを [2]再結晶法で回収する。20℃の水 100 g に安息香酸は 0.29 g 溶けるので、生成したはずの 2.44 g のうち 0.29 g が溶液中に残り、[1]2.15 g が結晶として回収される。

2）　ドライアイスは 1 気圧下では固体から気体へ直接変化（[3]昇華）する。容器 B の質量増加分 39.6 g がすべて吸収された二酸化炭素の量を表すとすれば

$$\frac{39.6}{44.0} = 0.90$$

となるから、吸収された二酸化炭素は元の [4]90%

3）　ヨウ化カリウムはイオン結晶なのでヨウ素よりも水に溶けやすいが、ヨウ素は無極性分子なので水にはほとんど溶けない。ヘキサンは無極性溶媒なので、ヘキサン層と水層を分けると [6]ヨウ素はヘキサン層へ、ヨウ化カリウムは水層へ移動して両者を分別できるようになる。この分離精製法が [5]抽出である。

4）　食塩水を 100℃ 近くに熱すると、水のみが蒸発して溶けている塩類から分離できる。このように沸点の違いを利用して純粋な液体成分を得る精製法を [7]蒸留という。

[8]温度計の先端は枝の付け根のあたり、発生した蒸気の温度が計れる位置にし、リービッヒ冷却管には [9]水蒸気の流れる向き（水蒸気は上から下へ流す）とは反対向きに冷却水が流れるようにする。

5）　a）　ジエチルエーテルは蒸気が引火しやすい。誤り。

b）　黄リンは自然発火する。誤り。

c）　濃硫酸は溶解熱が大きいため、濃硫酸に水を加えると突沸の危険がある。誤り。

d）　正しい。金属ナトリウムは水と激しく反応して発火するので石油（灯油）中に保存する。

e）　22.4 kg の液体窒素がすべて気体になった場合の分圧は

$$P \times 15 \times 1000 = \frac{22.4 \times 1000}{28} \times 8.3 \times 10^3 \times 298 \quad \text{よ}$$

り、$P = 1.319\cdots \times 10^5 \text{(Pa)}$

となるので、室内の圧力は元の圧力にこれが加わり約 2 倍になっている。圧力が変化すれば融点や沸点は変化するので、そのままでは測定結果がずれる可能性がある（それ以前に、2 気圧下で平然と実験していられるのかという疑問もある）。誤り。

f）　フェノールに素手で触れると火傷（薬傷）することがある。誤り。

g）　亜硝酸イオンが反応に関わるので、亜硝酸カリウムでも実験は可能である。正しい。

II

〔解答〕

12	13	14	15	16	17	18	19	20
1	4	2	1	2	1	2	2	3

〔出題者が求めたポイント〕

希薄溶液の性質、凝固点降下

〔解答のプロセス〕

[13]　非電解質の分子量を M とすると、凝固点降下度 Δt は

$$\Delta t = 1.85 \times \frac{\frac{2.0}{M}}{0.100} = 0.64$$

これを解いて、$M = 57.8\cdots$

[17]　[13] と同様に、塩化ナトリウムが水溶液中では 2 つのイオンに完全電離する K とに注意して

$$\Delta t = 1.85 \times \frac{\frac{1.0}{58.5} \times 2}{0.100} = 0.632\cdots$$

（塩化ナトリウムの式量は 13 で求めた 58 に近いので、凝固点降下度も近い値になることをヒントに選択肢を選んでもよい。）

[18] ～ [20]　凝固点は冷却曲線の直線部分を伸ばしたものがぶつかったところ（B 点）の温度を読む。B～D までの部分を過冷却状態といい、B～C までは固体は存在せず、凝固が始まる C 点（すなわち、X 点ではまだ凝固していない、液体のみの状態である）以降、凝固熱によって D まで一旦温度が上がる。凝固が進むと溶質は結晶に入れず溶媒に残るので断続的に溶液の濃度は増加していき（したがって Y 点では凝固した固体とまだ凝固していない液体が共存している）、凝固点も下がっていくため右下がりのグラフになる。

III

〔解答〕

21	22	23	24	25	26	27	28	29	30	31	32	33	34
1	2	2	1	2	2	1	2	3	3	2	5	2	2

〔出題者が求めたポイント〕

無機化学、金属の精錬法

〔解答のプロセス〕

24 ・ 25 　陽極で起こる反応は Cu $\longrightarrow$ Cu^{2+} +
2e$^-$ で、金属銅の酸化数が増える酸化反応である。逆
に陰極では Cu^{2+} + 2e$^-$ $\longrightarrow$ Cu の還元反応が起こる。
陰極には電源の負極から出た電子が流れ込むから電子
が左辺にいる反応が起こる、と覚えておくとよい。

26 　500 g の純銅を得るために流すべき電子は

$\frac{500}{63.5}$ × 2 = 15.74…(mol) なので、150 A の電流では

15.7 × 9.65 × 10^4 = 150 × t　t = 1.01… × 10^4(sec)

28 　イオン化傾向が水素よりも大きい金属は、その
イオンを含む水溶液を電気分解しても先に水が反応し
て水素が発生するため、金属単体を水溶液の電気分解
から得ることはできない。

Ⅳ

〔解答〕

35	36	37	38	39	40	41	42	43
8	3	1	3	c	2	5	4	3

〔出題者が求めたポイント〕

有機化学、化学反応式

2)では連立方程式を立てるとよい。

〔解答のプロセス〕

　炭素数が最小のアルコール、アルデヒド、カルボン酸、
ケトン、エステルはそれぞれメタノール（分子量 32）、
ホルムアルデヒド(30)、ギ酸(46)、アセトン(58)、ギ酸
メチル(60)である。

　文章を読み取っていくと、分子量が 2 番目に大きい C
はアセトン、分子量がちょうど 2 倍になるような B と
D は、それぞれホルムアルデヒドとギ酸メチル、B（ホ
ルムアルデヒド）を酸化して得られる A はギ酸、酸化し
て B になる E はメタノールと埋まる。

35 　ナトリウムと反応して水素を発生させるのは、
アルコールであるメタノールと、弱酸であるギ酸の 2
つである。

36 　ヨードホルム反応を示すのは、アセトンのみ。

37 　ベンゼン中で二量体を形成するのはカルボキシ
基なので、ギ酸のみ。

38 　酢酸カルシウムを乾留すると、アセトンが得ら
れる。

　　　(CH$_3$COO)$_2$Ca $\longrightarrow$ CH$_3$COCH$_3$ + CaCO$_3$

39 　アルコールの酸化で得られるものはアルデヒド
とケトン。アルデヒドの酸化でカルボン酸も得られる
が、アルコールが直接反応しているわけではないため
当てはまるかどうかは判断の難しいところ。本解答で
はカルボン酸も当てはまるものとした。

40 　「合成樹脂の原料」からホルムアルデヒドを連想
できるとよい。フェノール樹脂、尿素樹脂のほか、ビ
ニロンのアセタール構造を作るのにも用いられていた。

41 　分子中の炭素：水素の原子数比が 1：2 でない
ものを選べばよい。メタノールのみが該当する。

42 ・ 43 　混合気体 1.00 L 中のジメチルエーテル
を xL、プロパンを yL と置くと、

$$CH_3-O-CH_3 \quad + \quad 3O_2 \quad \longrightarrow \quad 2CO_2 + 3H_2O$$

反応前	x	n	0	0 |（単位：L）
反応	−x	−3x	+2x	+3x
反応後	0	n−3x	2x	(3x)

$$C_3H_8 \quad + \quad 5O_2 \quad \longrightarrow \quad 3CO_2 + 4H_2O$$

反応前	y	5−n	0	0 |（単位：L）
反応	−y	−5y	+3y	+4y
反応後	0	5−n−5y	3y	(4y)

$\begin{cases} x+y=1 \\ (5-3x-5y)+2x+3y=3.56 \end{cases}$

これを解いて、x = 0.56、y = 0.44 mol に換算すれば、

ジエチルエーテル：$\frac{0.56}{22.4}$ = 0.025、

プロパン：$\frac{0.44}{22.4}$ = 0.0196…

令和3年度

問 題 と 解 答

英　語

問題
(60分)

3年度

Ⅰ　次の対話文の空所に入れるのに最も適当なものを，それぞれア～エから一つ選べ。

〔A〕

A： Good morning. Something smells delicious. What are you cooking?

B： I'm making dairy-free pancakes for Dad's birthday.

A： Really? I love pancakes! I _____1_____ .

B： Not necessarily. I wanted to try not using either this time.

A： You'd better make a lot because he always gets back hungry.

B： _____2_____ I already made two stacks.

A： Wow! That looks like enough for the whole family. Can I have a few?

B： Of course, you can have some, but wait until Dad returns. I want to eat together.

A： I'd like to give you some help. _____3_____

B： That'd be great. Make sure you wipe it first.

A： I'll get out his favorite mug, too. And the big plates from the other room.

B： Thanks. I'll finish making these pancakes.

1．ア． always thought he preferred eggs, toast, and orange juice

　　イ． didn't think Dad ate breakfast after he went jogging

　　ウ． don't think he's going to feel happy when he sees the kitchen

　　エ． thought they needed milk and butter to taste good

2．ア． Do you think I should start cooking soon?

　　イ． Have you seen the counter?

　　ウ． I wish you liked to eat pancakes.

　　エ． I'm afraid I only have enough for him.

3. ア. How about I clear the table and set it for breakfast?

   イ. Should I turn on some of Dad's favorite music?

   ウ. Should I wash the dishes before we eat?

   エ. Would it be OK to call everyone to breakfast?

〔B〕

A： Nice shot! Have you been practicing your tennis?

B： Not really, but my father gave me a couple of tips recently.

A： Well, you've really improved. _____4_____

B： Thanks! I also watched several videos on how to play on the Internet.

A： It seems like these days you can learn anything by watching videos.

B： That's true. My father is teaching himself to play the piano that way, too.

A： Really? _____5_____

B： Well, he's only been doing it for six months, but he can play anything.

A： Do you think there are any videos on making origami? I want to learn that.

B： Are you kidding? _____6_____

A： That's so cool. I've been wanting to learn how to make them at home.

B： Well, give it a try sometime and let me know how you do.

4. ア. I can't believe this is your first time.

　　イ. I remember when you couldn't hold the racket properly.

　　ウ. Maybe you should ask him if he'll give you some advice.

　　エ. Practicing every day with your dad has really helped you out.

5. ア. How long has he been going to lessons?

　　イ. Is it difficult to concentrate with him practicing?

　　ウ. When did he start giving piano lessons?

　　エ. Would you say that he's any good?

6．ア．I didn't think anyone knew how to fold a paper crane.

　　イ．I've never seen anyone do that online.

　　ウ．There are classes at the local community center once a month.

　　エ．There must be hundreds online.

II　次の英文の空所に入れるのに最も適当な語を，ア～クから選べ。ただし，同じものを繰り返し用いてはならない。

In the early decades of the twentieth century, music lovers marveled when they saw and heard self-playing pianos called "player pianos." Now, because of (7) in robotics, we can enjoy music played by robot pianists.

Robot pianists come in many more shapes and (8) than human pianists. A robot pianist named Arpeggio resembles a high-tech piano bench. When he (9) his fingers on a piano, he spans the entire length of the keyboard. His 88 rectangular metal fingers mean that no (10) is ever out of reach.

Arpeggio (11) the piano performances of great performers. If you couldn't see who was performing, you wouldn't be able to pick out whether it was a human or a robot playing.

Another robot pianist, Teotronica, has a face that makes him more humanoid. His video camera eyes allow him to (12) with the audience, and he can make facial expressions. He can even talk and sing in any language!

There is one big difference between Teotronica's hands and a human player's hands. The first Teotronica had 19 fingers. Now he has 53! Not surprisingly, he can play faster than any human pianist.

ア．amusement　　イ．interact　　ウ．note　　エ．picture

オ．progress　　カ．puts　　キ．reproduces　　ク．sizes

Ⅲ　次の各英文の空所に入れるのに最も適当な語句を，ア～エから一つ選べ。

13. Please send (　　) my webcam so I can telecommunicate with my brother.
　　ア．back me　　　　　　　　　イ．back me to
　　ウ．me back　　　　　　　　　エ．to me back

14. My colleague asked repeatedly about the chance of there (　　) an election this year.
　　ア．be　　　　イ．being　　　　ウ．is　　　　エ．to be

15. I do not want to marry James, which may sound (　　) to you.
　　ア．surprise　　　　　　　　　イ．surprised
　　ウ．surprising　　　　　　　　エ．to be surprised

16. Fifteen minor-league victories (　　), he made his debut in the major league.
　　ア．last　　　　イ．lately　　　　ウ．later　　　　エ．latter

17. Peter Ward, who (　　) for my father in the 1990s, is now living in Greece.
　　ア．had worked　　　　　　　　イ．has to work
　　ウ．has worked　　　　　　　　エ．worked

18. The Lost and Found has a sale in which all the items (　　) on the trains are sold.
　　ア．leave　　　　イ．left　　　　ウ．to be left　　　　エ．which leave

19. The professor always tells us that not (　　　) can be a poet.

　　ア．everyone　　　イ．much　　　　ウ．some　　　　エ．someone

20. Somebody has been stealing our flowers, but I do not know (　　　).

　　ア．it　　　　　　イ．that　　　　　ウ．what　　　　エ．who

（次ページに続く）

Ⅳ　次の各英文の意味に最も近いものを，ア〜エから一つ選べ。

21. It was obvious the little girl took after her father.

　　ア．It was easy to see the little girl differed from her father.

　　イ．It was easy to see the little girl resembled her father.

　　ウ．It was evident the little girl accompanied her father.

　　エ．It was evident the little girl was independent from her father.

22. For some reason our principal decided to come along on our class trip.

　　ア．For some reason our principal decided that he would coordinate our class trip.

　　イ．For some reason our principal determined that he would join our class trip.

　　ウ．Our principal decided that he would oppose our class trip for some reason.

　　エ．Our principal determined that he would postpone our class trip for some reason.

23. We were very tired, but our leader urged us to carry on.

　　ア．Our leader pushed us to continue although we were very tired.

　　イ．Our leader pushed us to move quickly although we were very tired.

　　ウ．We were exhausted, but our leader urged us to gather.

　　エ．We were exhausted, but our leader urged us to scatter.

24. We kept our fingers crossed that our teacher would forget about the test.

　ア．We believed that our instructor would forget about the test.

　イ．We expected that our instructor would forget about the test.

　ウ．We hoped that our teacher would not remember about the test.

　エ．We worried that our teacher would not remember about the test.

（次ページに続く）

Ⅴ 次の（a）に示される意味を持ち，かつ（b）の英文の空所に入れるのに最も適した語を，それぞれア～エから一つ選べ。

25. （a）the soft parts of the body of an animal or person

   （b）Although some dinosaurs ate (　　), most ate plants and vegetables.

　　　ア．fiber　　　イ．flesh　　　ウ．soil　　　エ．substance

26. （a）a person who is trying to be elected

   （b）The lawyer was not interested in becoming a (　　) for mayor of the city.

　　　ア．candidate　イ．defendant　ウ．premier　エ．representative

27. （a）to become healthy or well again

   （b）It took the man almost six months to (　　) after he fell from a ladder.

　　　ア．heal　　　イ．modify　　　ウ．repair　　　エ．sustain

28. （a）to combine two or more things to form or create something

   （b）Many suggestions are needed to successfully (　　) the plans.

　　　ア．derive　　　イ．integrate　　ウ．prescribe　　エ．undertake

29. （a）refusing to change your ideas or to stop doing something

   （b）My mom says her brother was very (　　) when he was younger.

　　　ア．diplomatic　イ．idealistic　ウ．stubborn　エ．theoretical

Ⅵ　次の［A］〜［D］の日本文に合うように，空所にそれぞれア〜カの適当な語句を
　　入れ，英文を完成させよ。解答は番号で指定された空所に入れるもののみをマーク
　　せよ。

［A］　カレンは身体がとても小さいので，体に合うサイズの服を手に入れるために
　　　子供服を購入せざるを得ないことがよくある。

　　　Karen is so small that she often (　　　)(30)(　　　)(31)
　　(　　　)(　　　) the right size.

　　　　ア．buying　　　　　　　イ．children's clothes　　ウ．has
　　　　エ．to　　　　　　　　　オ．to get　　　　　　　　カ．to resort

［B］　起業家はどのような経営戦略が自身の計画を順調に進めるのに役立つか分か
　　　らなくなってしまうことがある。

　　　Entrepreneurs sometimes (　　　)(32)(　　　)(33)(　　　)
　　(　　　) kind of management strategies can help their project
　　smoothly advance.

　　　　ア．as　　　　　　　　　イ．at a loss　　　　　　ウ．find
　　　　エ．themselves　　　　　　オ．to　　　　　　　　　カ．what

［C］　神戸に住んでいた叔母は1995年1月17日の朝に地震で揺り起こされた。

　　　My aunt who lived in Kobe (　　　)(34)(35)(　　　)
　　(　　　)(　　　) the morning of January 17, 1995.

　　　　ア．awake　　　　　　　　イ．by　　　　　　　　　ウ．on
　　　　エ．shaken　　　　　　　　オ．the earthquake　　　カ．was

［D］　去年あの丘に立った時，まるで世界が私たちのためにあるように思えた。

　　　When we stood on that hill last year, it （　36　）（　　　）（　　　）
　　（　37　）（　　　）（　　　）us.

　　　　　ア．as　　　　　　　　イ．belonged　　　　ウ．if

　　　　　エ．seemed　　　　　　オ．the whole world　　カ．to

Ⅶ　次の英文を読み，あとの問いに答えよ。

In an article published in *The Lancet Neurology*, researchers projected that almost a third of the cases of Alzheimer's disease worldwide—9.6 million of them—could be prevented by things that are within most people's power to change: hypertension in middle age, diabetes, obesity, physical activity, depression, smoking and low education were all found to play a role.

Of these factors, heart health seems to be the most important. According to an estimate published in the journal *Hypertension*, if every middle-aged American with high blood pressure got properly treated for it, about 25% of dementia cases would be wiped out.

The link between the heart and the brain is logical when you think about it. "The brain is a sea of blood vessels," Dr. Majid Fotuhi says, and because neurons require a lot of oxygen to fire properly, the brain uses 20% of the blood pumped by the heart. "For that reason, anything that affects blood flow affects the brain." When people have hypertension, obesity or Type 2 diabetes, the blood vessels don't work as well, the flow isn't as good, and the neurons become thirsty for oxygen.

Because heart disease is the No. 1 killer of Americans, experts have focused their advice on heart health for the past 30 years, and today
(41)
the rates of death from heart disease and stroke have declined. Researchers are now beginning to see a link outside the lab between stronger hearts and healthier minds. One 2016 study in the *New England Journal of Medicine* dug into data from 5,205 people aged 60 and older who are part of the Framingham Heart Study, which has tracked dementia in its participants since 1975. Over the 30 years of data, the incidence of dementia in people with at least a high school

"We think heart-disease risk factors have a big effect on brain health," says Kristine Yaffe of the University of California, San Francisco, a leading researcher on predictors of dementia. "Lifestyle factors are so important, even though they sound sort of soft and a lot of people therefore think they can't possibly be that effective. But I'm not so sure. They're not expensive, they don't have side effects, and they're good for the rest of the body too. So why wouldn't you make lifestyle changes?"

問1　本文の第1段落の内容に合うものとして最も適当なものを，ア〜エから一つ選べ。(38)

ア．Health issues such as diabetes and obesity are related to Alzheimer's disease.

イ．Researchers are skeptical about the prevention of Alzheimer's disease.

ウ．So far, only a couple of factors related to Alzheimer's disease have been identified.

エ．There are 9.6 million people in total who have developed Alzheimer's disease in the world.

問2　本文の第2段落の内容に合うものとして最も適当なものを，ア～エから一つ選べ。(39)

ア．Although a link between dementia and high blood pressure is suspected, a relationship between the two is far from established.

イ．For middle-aged Americans, proper treatment of high blood pressure would eliminate all but 25% of dementia cases.

ウ．The journal *Hypertension* reported that the majority of dementia cases in middle-aged Americans can be cured by appropriately treating high blood pressure.

エ．Through properly treating middle-aged Americans suffering from high blood pressure, instances of dementia could be eliminated.

問3　本文の第3段落の内容に合わないものを，ア～エから一つ選べ。(40)

ア．The activity of neurons is independent of how much oxygen is in the brain.

イ．The function of the brain is subject to how well the blood flows.

ウ．The heart pumps blood and the brain uses as much as one fifth of it.

エ．Type 2 diabetes can be a cause of a lack of oxygen to neurons.

問4　下線部(41)が指すものとして最も適当なものを，ア～エから一つ選べ。

ア．elderly people living in the U.S.

イ．participants in the Framingham Heart Study

ウ．people with at least a high school diploma

エ．persons with some special knowledge

問5　本文の第4段落の内容に<u>合わないもの</u>を，ア～エから一つ選べ。(42)

　　ア．Guidance on heart health helps to increase the number of patients with heart disease.

　　イ．Heart disease is known as the most common cause of death in the U.S.

　　ウ．Scholars are finding a connection between hearts and minds.

　　エ．The number of deaths from a certain heart condition has decreased in the past few decades.

問6　本文の第5段落の内容に合うものとして最も適当なものを，ア～エから一つ選べ。(43)

　　ア．Due to their side effects, Kristine Yaffe thinks that lifestyle factors are important to consider.

　　イ．Kristine Yaffe believes that brain health has a unidirectional effect on the heart.

　　ウ．Kristine Yaffe says that lifestyle factors are underestimated with respect to their effect on dementia.

　　エ．Kristine Yaffe suggests that changing one's lifestyle costs a lot and should be avoided.

問7　本文の内容と合わないものを，ア〜キから二つ選び，(44)と(45)に一つずつマークせよ。ただし，マークする記号（ア，イ，ウ，...）の順序は問わない。

ア．A paper on the relation between Alzheimer's disease and some lifestyle factors was published in *The Lancet Neurology*.

イ．Hypertension probably has no connection with brain health, as the research shows.

ウ．Hypertension, obesity, and Type 2 diabetes are harmful to the function of the blood vessels.

エ．If the movement and circulation of blood is good, neurons receive insufficient oxygen.

オ．For the past three decades, professionals have centered their guidance on the health of the heart.

カ．The frequency of dementia in people with at least a high school diploma dropped by over 40 percent.

キ．According to Kristine Yaffe, lots of people consider changes in their lifestyle to be rather ineffective in contributing to the health of their brain.

（以 下 余 白）

化 学

問 題
（60分）

3年度

11月21日試験

Ⅰ　次の文章(1)〜(6)に関する空欄 　1　 〜 　8　 にあてはまる最も適切なものを，それぞれの**解答群**から選び，解答欄にマークせよ。ただし，同じものを何度選んでもよい。

(1) 同位体に関する記述について，正しいものはどれか。　1

    a　互いに同位体である原子は，陽子数が異なる。

    b　互いに同位体である原子は，化学的性質がほとんど同じである。

    c　それぞれの同位体の相対質量と存在比から求めた相対質量の平均値を原子量という。

(2) 典型元素の原子の記述として正しいものはどれか。　2

    a　Li，Na，K の原子を比べると，原子番号が大きくなるほど第一イオン化エネルギーが小さくなる。

    b　B，N，O，F の原子半径を比べると，B 原子の原子半径が最も大きい。

    c　第 3 周期の原子では，最外殻電子が M 殻にある。

(3) ある有機化合物 0.025 mol を完全燃焼させたところ，1.1 g の二酸化炭素（分子量 44）と 0.90 g の水（分子量 18）のみが生成した。このような結果になる化合物はどれか。　3

    a　メタノール

    b　アセトン

    c　酢　酸

(4) ヘリウム（原子量 4.00）と酸素（分子量 32.0）を体積比 1：1 で含む混合気体を標準状態で 2.24 L 集めた。この混合気体には ┃　4　┃ ×10┃ 5 ┃ 個の分子が存在し，その混合気体の質量は ┃　6　┃ g であった。ただし，アボガドロ定数を $6.02×10^{23}$ /mol とする。また，気体はすべて理想気体とみなし，気体分子 1.00 mol の体積は標準状態で 22.4 L とする。

(5) 質量パーセント濃度 10% の塩酸の密度は 1.05 g/cm³ であった。この塩酸のモル濃度は ┃　7　┃ mol/L と算出される。ただし，塩化水素のモル質量を 36.5 g/mol とする。

(6) 30℃ の硫酸銅(Ⅱ)無水物（式量 160）の飽和水溶液 100 g を 0℃ まで冷却したとき，硫酸銅(Ⅱ)五水和物（式量 250）のみが析出した。このとき析出した結晶は ┃　8　┃ g になる。ただし，硫酸銅(Ⅱ)無水物は水 100 g に，0℃ で 14.0 g，30℃ で 25.0 g 溶けるものとする。

┃　1　┃ ～ ┃　3　┃ に対する解答群

① a のみ　　　　② b のみ　　　　③ c のみ　　　　④ a と b のみ

⑤ a と c のみ　　⑥ b と c のみ　　⑦ a と b と c　　⑧ 該当なし

┃　4　┃ に対する解答群

① 1.12　　② 1.20　　③ 1.81　　④ 2.24　　⑤ 3.01　　⑥ 6.02

┃　5　┃ に対する解答群

① 21　　② 22　　③ 23　　④ 24　　⑤ 25

┃　6　┃ に対する解答群

① 0.80　　② 1.20　　③ 1.60　　④ 1.80　　⑤ 2.00　　⑥ 2.40

| 7 | | に対する解答群

① 1.44   ② 1.92   ③ 2.44   ④ 2.88

⑤ 3.33   ⑥ 3.72   ⑦ 4.12   ⑧ 4.65

| 8 | | に対する解答群

① 4.9   ② 7.8   ③ 9.9   ④ 12.6

⑤ 14.9   ⑥ 16.8   ⑦ 18.2   ⑧ 20.1

Ⅱ　電気分解と電池に関する文章(1)および(2)に関する空欄　9　～　19　にあてはまる最も適切なものを，それぞれの**解答群**から選び，解答欄にマークせよ。ただし，同じものを何度選んでもよい。原子量は H = 1.00，O = 16.0，S = 32.0，Cu = 64.0 とし，ファラデー定数は $F = 9.65 \times 10^4$ C/mol とする。また，気体はすべて理想気体とみなし，気体分子 1.00 mol の体積は標準状態で 22.4 L とする。

(1)　水酸化ナトリウム水溶液（A），硝酸銀水溶液（B），塩化銅(Ⅱ)水溶液（C）および希硫酸（D）を，白金電極を用いて電気分解した。電子が 0.40 mol 流れたときの両極での反応について，以下のようになる溶液はどれか。

　（ア）　陽極で 0.10 mol の気体が発生する。　　9

　（イ）　陽極で 0.20 mol の気体が発生する。　　10

　（ウ）　陽極で 0.20 mol の固体が析出する。　　11

　（エ）　陰極で 0.20 mol の気体が発生する。　　12

　（オ）　陰極で 0.20 mol の固体が析出する。　　13

　（カ）　陰極で 0.40 mol の固体が析出する。　　14

(2) 図Ⅱに示すように水素を燃料とする燃料電池と質量 100 g の銅板 2 枚を電極とする
電気分解槽を接続した装置を用いて，0.500 mol/L 硫酸銅（Ⅱ）水溶液 1.00 L の電気
分解を行った。この装置の正極では　15　，負極では　16　で表される変化
が起こっている。また，1.93×10^3 C の電気量を得るために消費される水素は，標準
状態で　17　×10^{ 18 } L である。この装置において，燃料電池で消費した水素
の標準状態における体積〔L〕と銅電極Aの質量〔g〕の関係を示すグラフは
　19　である。ただし，燃料電池において放出された電子は，すべて電気分解に
使われるものとする。

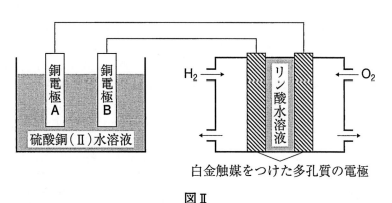

白金触媒をつけた多孔質の電極

図Ⅱ

　9　～　14　に対する解答群

① Aのみ　　　　　　　② Bのみ　　　　　　　③ Cのみ

④ Dのみ　　　　　　　⑤ AとBのみ　　　　　⑥ AとCのみ

⑦ AとDのみ　　　　　⑧ BとCのみ　　　　　⑨ BとDのみ

⓪ CとDのみ　　　　　ⓐ AとBとCのみ　　　ⓑ AとBとDのみ

ⓒ AとCとDのみ　　　ⓓ BとCとDのみ　　　ⓔ 4種すべて

ⓕ 該当なし

　15　および　16　に対する解答群

① $H_2 \longrightarrow 2H^+ + 2e^-$　　　　　② $2H^+ + 2e^- \longrightarrow H_2$

③ $2H_2O \longrightarrow O_2 + 4H^+ + 4e^-$　　④ $2H_2O + 2e^- \longrightarrow H_2 + 2OH^-$

⑤ $O_2 + 4H^+ + 4e^- \longrightarrow 2H_2O$　　⑥ $4OH^- \longrightarrow 2H_2O + O_2 + 4e^-$

⑦ $Cu^{2+} + 2e^- \longrightarrow Cu$　　　　　⑧ $Cu \longrightarrow Cu^{2+} + 2e^-$

17 に対する解答群

① 1.00　　② 1.12　　③ 2.00　　④ 2.24

⑤ 4.00　　⑥ 4.48　　⑦ 5.00　　⑧ 5.60

18 に対する解答群

① 1　　　② 2　　　③ 3　　　④ 0

⑤ −1　　⑥ −2　　⑦ −3

19 に対する解答群

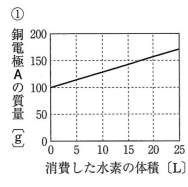

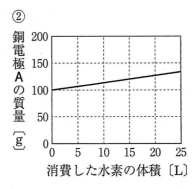

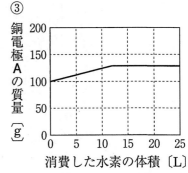

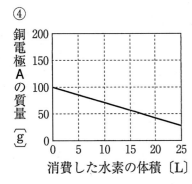

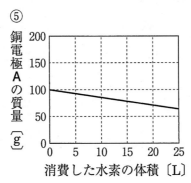

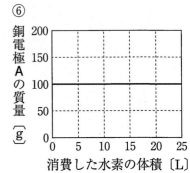

Ⅲ　硫黄化合物に関する次の文章中の空欄 　20 　～　 31 　にあてはまる最も適切なものを，それぞれの**解答群**から選び，解答欄にマークせよ。ただし，同じものを何度選んでもよい。原子量は H = 1.00，O = 16.0，S = 32.0 とする。なお，濃度はすべて，質量パーセント濃度である。

　硫化水素や二酸化硫黄は，火山ガスや温泉水に含まれている有毒な気体である。実験室では，硫化水素は硫化鉄(Ⅱ)に 　20 　を加えると発生し，　21 　置換で捕集する。硫化水素は水に少し溶け 　22 　性を示す。また，硫化水素がヨウ素と反応すると硫黄原子の酸化数は 　23 　から 　24 　に変化する。二酸化硫黄は (a)銅片に加熱した濃硫酸を作用させるか，(b)亜硫酸ナトリウムに希硫酸を加えることで発生させることができる。下線部（a）の反応と同じ原理の化学反応は 　25 　で，下線部（b）の反応と同じ原理の化学反応は 　26 　である。また，二酸化硫黄を硫化水素の水溶液に通じると，二酸化硫黄は 　27 　剤としてはたらき，　28 　が生成する。

　一方，濃硫酸は，工業的に次のようにしてつくられている。まず，酸化バナジウム(Ⅴ)を触媒として，二酸化硫黄を空気中の酸素で酸化して三酸化硫黄に変化させる。次に，過剰の三酸化硫黄を濃硫酸に吸収させて発煙硫酸にする。その後，発煙硫酸を希硫酸で薄めて濃硫酸をつくる。したがって，73.0 % の硫酸 200 g を，100 % の濃硫酸に変えるためには，10.0 % の三酸化硫黄を含む発煙硫酸が少なくとも 　29 　g 必要になる。

　濃硫酸は様々な性質を示す。例えば，吸湿性が強いので気体の乾燥剤として用いることができる。しかし，　30 　の乾燥に用いることはできない。脱水作用も示し，スクロースに濃硫酸を加えると，スクロースは 　31 　する。

　20 　に対する解答群
① 希硫酸　　② 水酸化ナトリウム水溶液　　③ アンモニア水
④ 純　水　　⑤ 過酸化水素水

　21 　に対する解答群
① 下　方　　② 上　方　　③ 水　上

22 に対する解答群

① 強い酸　　② 弱い酸　　③ 中　　④ 弱い塩基

⑤ 強い塩基

23 および 24 に対する解答群

① ＋1　　② ＋2　　③ ＋3　　④ ＋4　　⑤ 0

⑥ －1　　⑦ －2　　⑧ －3　　⑨ －4

25 および 26 に対する解答群

① $CH_3COONa + HCl \longrightarrow CH_3COOH + NaCl$

② $NaOH + HCl \longrightarrow NaCl + H_2O$

③ $H_2O_2 + 2KI + H_2SO_4 \longrightarrow 2H_2O + I_2 + K_2SO_4$

④ $HCl + NH_3 \longrightarrow NH_4Cl$

⑤ $Ag_2O + H_2O + 4NH_3 \longrightarrow 2[Ag(NH_3)_2]^+ + 2OH^-$

⑥ $BaCl_2 + Na_2SO_4 \longrightarrow BaSO_4 + 2NaCl$

27 に対する解答群

① 酸　化　　② 還　元　　③ 中　和　　④ 緩　衝

28 に対する解答群

① S と H_2O　　② SO_3 と H_2O　　③ H_2SO_4 と H_2O

29 に対する解答群

① 1200　　② 1600　　③ 1800　　④ 2400

⑤ 2800　　⑥ 3200　　⑦ 3400　　⑧ 4200

30 に対する解答群

① HCl　　② O_2　　③ N_2　　④ Cl_2　　⑤ NH_3

31 に対する解答群

① けん化　　② 酸　化　　③ 炭　化　　④ 重　合　　⑤ 水　和

Ⅳ　アルコールに関する次の文章(1)および(2)中の空欄 32 ～ 43 にあては
まる最も適切なものを，それぞれの**解答群**から選び，解答欄にマークせよ。ただし，同
じものを何度選んでもよい。原子量は，H＝1.0，C＝12，O＝16とする。

(1)　アルコールを濃硫酸と加熱すると，反応温度に応じて異なる主生成物が得られる。
例えば，エタノールと濃硫酸の混合物を160～170℃で加熱すると， 32 反応
が起こり 33 を生じるが，130～140℃で加熱すると， 34 反応が起こ
り 35 を生じる。

(2)　ベンゼンの水素原子1個が置換された構造をもち，分子式が$C_9H_{12}O$で表されるア
ルコールA～Eのうち，A，BおよびCは不斉炭素を分子中にもつ。アルコールCと
アルコールDの脱水反応では，同一のアルケンのみが得られる。アルコールBの脱水
反応を行うと，2種類のアルケンのみが得られ，これらは 36 異性体の関係に
ある。アルコールEの酸化では，化合物Fを経て，化合物Gが得られ，アルコールB
の酸化では化合物Hが得られる。一方，酸化されにくいアルコールは 37 であ
る。化合物A～Hについて，ヨードホルム反応を示す化合物は 38 のみであり，
銀鏡反応を示す化合物は 39 のみである。

化合物Fは空気中でも徐々に酸化されて化合物Gに変化する。そこで，空気中で保
存していた化合物Fが入っている試薬瓶X中に化合物Gがどのくらい生じているのか
確認するため，滴定操作を行った。試薬瓶Xから試薬55 mgを正確に量り取り，
10 mLのエタノールに溶解した。この溶液に対して 40 を用いて中和滴定し
たところ10 mLを要した。この結果から，購入直後に100%存在していた化合物F
のおよそ 41 ％が化合物Gに変化していることが分かった。

次に，試薬瓶X中の試薬から化合物Fのみを取り出すため，次の操作を行った。試
薬瓶X中の試薬をジエチルエーテルに溶解して分液ろうとに移し， 42 を加え
てよく振り混ぜ，静置し， 43 から純粋な化合物Fを得た。

32 および 34 に対する**解答群**
① 付　加　　　　　② 分子内脱水　　　　③ 縮　合

33 および 35 に対する解答群

① アセチレン　　　② エタン　　　③ エチレン

④ ジエチルエーテル　　⑤ スチレン　　　⑥ ビニルアルコール

36 に対する解答群

① 鏡　像　　　② 幾　何　　　③ 構　造

37 に対する解答群

① Aのみ　　② Cのみ　　③ Dのみ　　④ AとCのみ

⑤ AとDのみ　　⑥ CとDのみ　　⑦ AとCとD

38 および 39 に対する解答群

① A　　② B　　③ C　　④ D　　⑤ E

⑥ F　　⑦ G　　⑧ H　　⑨ AとH　　⓪ CとF

ⓐ DとF　　ⓑ EとF　　ⓒ AとBとH

ⓓ DとFとG　　ⓔ EとFとG

40 に対する解答群

① 0.010 mol/L の水酸化ナトリウム水溶液

② 1.0 mol/L の水酸化ナトリウム水溶液

③ 0.010 mol/L の塩酸

④ 1.0 mol/L の塩酸

⑤ 0.010 mol/L の酢酸ナトリウム水溶液

⑥ 1.0 mol/L の酢酸ナトリウム水溶液

41 に対する解答群

① 12　　② 15　　③ 18　　④ 20　　⑤ 25

⑥ 27　　⑦ 30　　⑧ 35　　⑨ 37

42 に対する解答群

① 希塩酸　　　　　　　　　　　② 希硫酸

③ 炭酸水素ナトリウム水溶液　　④ 塩化ナトリウム水溶液

43 に対する解答群

① 上層のジエチルエーテル層　　② 下層のジエチルエーテル層

③ 上層の水層　　　　　　　　　④ 下層の水層

英　語

解答

3年度

Ⅰ

〔解答〕

[A] 1．エ　2．イ　3．ア

[B] 4．イ　5．エ　6．エ

〔出題者が求めたポイント〕

[A]　選択肢訳

1．ア　彼は卵とトーストとオレンジジュースが好きだと常々思っていた

　　イ　ジョギングした後、お父さんが朝食を食べたとは思わなかった

　　ウ　彼が台所を見て喜ぶとは思わない

　　エ　おいしくするには牛乳とバターが必要だと思った

2．ア　そろそろ料理を始めた方がいい？

　　イ　カウンターを見た？

　　ウ　あなたがパンケーキを食べるのが好きだったらいいのに。

　　エ　残念ですが、彼の分しかありません。

3．ア　テーブルを片づけて朝食の準備をしようか？

　　イ　お父さんの好きな音楽をかけようか？

　　ウ　食べる前にお皿を洗った方がいいですか？

　　エ　朝食にみんなを呼んでもいいですか？

[B]　選択肢訳

4．ア　初めてだなんて信じられないわ。

　　イ　あなたがラケットをちゃんと持てなかった頃のことを覚えてるわ。

　　ウ　彼があなたにアドバイスしてくれるかどうか聞いたほうがいいかもね。

　　エ　お父さんと毎日練習することが、あなたをとても助けてくれたのね。

5．ア　彼はどのくらいレッスンに通っているの？

　　イ　彼が練習していると、集中するのは難しいですか？

　　ウ　彼はいつピアノのレッスンを教え始めたのですか？

　　エ　彼は腕がいいのかしら？

6．ア　誰も折り鶴の折り方を知らないと思ってた。

　　イ　ネットでそんなことをする人を見たことがない。

　　ウ　月に1度、地域の公民館で授業がある。

　　エ　ネットには何百もあるはずだよ。

〔全訳〕

[A]

A：おはよう。何かおいしそうなにおいがするね。何を作ってるの？

B：お父さんの誕生日に、乳製品を使わないパンケーキを作ってるの。

A：本当？　パンケーキ大好き！　[1]おいしくするには牛乳とバターが必要だと思ってた。

B：必ずしもそうじゃないのよ。今回はどちらも使わないようにしたかったの。

A：お父さんはいつも腹ペコで帰ってくるから、たくさん作ったほうがいいよ。

B：[2]カウンターを見た？　もう2つの山を作ったわ。

A：すごい！　家族全員に十分みたいね。少しもらっていい？

B：もちろんいいけど、お父さんが戻るまで待ってね。一緒に食べたいの。

A：何か助けたいけど、[3]テーブルを片づけて朝食の準備をしようか？

B：それは助かるわ。まず先にテーブルを拭いてね。

A：彼のお気に入りのマグカップも出しとくね。他の部屋から大皿も持ってくるよ。

B：ありがとう。私はこのパンケーキを作り終えるわ。

[B]

A：ナイスショット！　テニスの練習は続けているの？

B：そうでもないけど、最近父からいくつかアドバイスをもらったんだ。

A：うん、結構よくなったわね。[4]あなたがラケットをちゃんと持てなかった頃のことを覚えてるわ。

B：ありがとう！　ネットでやり方の動画もいくつか見たんだ。

A：最近は動画を見て何でも学べるようになってきてるわ。

B：ホントだよね。父もそうやってピアノの弾き方を独学してるよ。

A：ホント？　[5]彼は腕がいいのかしら？

B：そうね、6ヵ月しかやってないけど、何でも弾けるよ。

A：折り紙を作る動画はあるかしら？　学んでみたいの。

B：何言ってるんだよ。[6]ネットには何百もあるはずだよ。

A：それはすごいわ。家で作り方を学びたいと思ってたの。

B：そう、いつか試して、どうやるのかを教えてね。

Ⅱ

〔解答〕

7．オ　8．ク　9．カ

10．ウ　11．キ　12．イ

〔全訳〕

　20世紀初頭、「プレイヤーピアノ」と呼ばれる自動演奏ピアノを見て、音楽愛好家たちは驚嘆した。今では、ロボット工学の(7)進歩により、私たちはロボットピアニストの演奏を楽しむことができるようになった。

ロボットピアニストには、人間のピアニストよりも多くの形と(8)サイズがある。アルペジオという名のロボットピアニストは、ハイテクピアノの長椅子に似ている。指をピアノの上に(9)置くと、彼はキーボードの全体を覆う。彼の 88 本の長方形の金属製の指は、いかなる(10)音符も届かないものはないことを意味する。

アルペジオは偉大な演奏家のピアノ演奏を(11)再現する。誰が演奏しているかが見えなければ、人間かロボットのどちらが演奏しているのか、聞き分けることはできないだろう。

別のロボットピアニスト、テオトロニカは、より人間型ロボットに近づけるために顔を持っている。ビデオカメラの目で観客と(12)交流することができ、表情を作ることができる。彼はどんな言語でも、話したり歌ったりすることができるのだ！

テオトロニカの手と人間の手には大きな違いがある。最初のテオトロニカは 19 本の指を持っていた。今、彼は 53 本の指を持つ！　当然のことながら、彼はどんな人間のピアニストよりも速く演奏できる。

Ⅲ
〔解答〕
13.　ウ　14.　イ　15.　ウ　16.　ウ
17.　エ　18.　イ　19.　ア　20.　エ
〔出題者が求めたポイント〕
13.　send back「返送する」。send me back my webcam の語順になる。send my webcam back to me の方が一般的。
14.　there is an election this year が、前置詞 of の後ろで there being an election this year と動名詞になった形。
15.「前文の内容」が「あなたにとって驚くべきこと」なので、surprising が正解。
16.「～の後」は～ later で表現できる。例えば、「3 日後」は、three days later となる。
17.　in the 1990s「1990 年代」は過去のことなので、過去形の worked が正解。
18.　all the items を後ろから修飾する過去分詞の left が正解。
19.　not everyone は部分否定で、「すべての人が～というわけではない」。
20.　who has been stealing our flowers を略した who が正解。
〔問題文訳〕
13.　弟と遠隔通信をするために、私のウェブカメラを返送してください。
14.　私の同僚は、今年の選挙の可能性について繰り返し質問した。
15.　私はジェームスとは結婚したくない。あなたは驚くかもしれないけど。
16.　マイナーリーグで 15 勝を挙げた後、彼はメジャーリーグでデビューした。

17.　ピーター・ワードは、1990 年代父のもとで働いていたが、現在はギリシャに住んでいる。
18.　遺失物取扱所では、車内に残っていたものをすべて販売するセールを行っている。
19.　教授は常々、誰でも詩人になれるわけではないと私たちに語る。
20.　誰かが私たちの花を盗んでいますが、それが誰であるか私は知らない。

Ⅳ
〔解答〕
21.　イ　22.　イ　23.　ア　24.　ウ
〔出題者が求めたポイント〕
選択肢訳
21.「その少女が父親に似ているのは明らかだった」
　ア．その少女が父親と違うのはすぐにわかった。
　イ．その少女が父親に似ているのはすぐにわかった。
　ウ．その少女が父親に付き添っているのは明らかだった。
　エ．その少女が父親から独立しているのは明らかだった。
22.「どういうわけか校長は私たちのクラス旅行に同行することにした」
　ア．どういうわけか校長は私たちのクラス旅行を調整することにした。
　イ．どういうわけか校長は私たちのクラス旅行に加わることに決めた。
　ウ．校長はどういうわけかクラス旅行に反対することにした。
　エ．校長はどういうわけか私たちのクラス旅行を延期することにした。
23.「私たちはとても疲れていたが、リーダーは私たちに続けるよう促した」
　ア．私たちはとても疲れていたが、リーダーは私たちに続けるよう促した。
　イ．私たちはとても疲れていたが、リーダーは私たちに急いで動くよう促した。
　ウ．私たちはへとへとに疲れていたが、リーダーは私たちに集まるよう促した。
　エ．私たちはへとへとに疲れていたが、リーダーは私たちに散り散りになるよう促した。
24.「私たちは先生が試験のことを忘れることを祈った」
　ア．私たちは先生が試験のことを忘れると信じていた。
　イ．私たちは先生が試験のことを忘れると思っていた。
　ウ．私たちは先生が試験のことを覚えていないことを願った。
　エ．私たちは先生が試験のことを覚えていないのではないかと心配した。

V

〔解答〕

25. イ　26. ア　27. ア　28. イ　29. ウ

〔出題者が求めたポイント〕

25. fiber「繊維」。flesh「肉」。soil「土壌」。substance「実質」。
26. candidate「候補者」。defendant「被告」。premier「首相」。representative「代表者」。
27. heal「治癒する」。modify「修正する」。repair「修理する」。sustain「維持する」。
28. derive「由来する」。integrate「統合する」。prescribe「処方する」。undertake「引き受ける」。
29. diplomatic「外交の」。idealistic「理想主義の」。stubborn「頑固な」。theoretical「理論的な」。

〔問題文訳〕

25. (a)　動物や人の体の柔らかい部分
    (b)　一部の恐竜は肉を食べたが、多くの恐竜は植物や野菜を食べた。
26. (a)　選出されようとする人
    (b)　その弁護士は市長候補になることに興味がなかった。
27. (a)　再び健康に、または調子がよくなる
    (b)　その男ははしごから転落して、治癒するのに半年近くかかった。
28. (a)　二つ以上のものをまとめて何かを作る
    (b)　計画をうまく統合するには多くの提案が必要だ。
29. (a)　考えを変えるのを拒否すること、または何かをやめるのを拒否すること
    (b)　私の母は、弟は若い頃とても頑固だったと言う。

VI

〔解答〕

[A]　30. カ　31. ア
[B]　32. エ　33. ア
[C]　34. エ　35. ア
[D]　36. エ　37. オ

〔出題者が求めたポイント〕

正解の英文

[A]　Karen is so small that she often (has) (to resort) (to) (buying) (children's clothes) (to get) the right size.
[B]　Entrepreneurs sometimes (find) (themselves) (at a loss) (as) (to) (what) kind of ～ .
[C]　My aunt who lived in Kobe (was) (shaken) (awake) (by) (the earthquake) (on) the morning of January 17, 1995.
[D]　When we stood on that hill last year, it (seemed) (as) (if) (the whole world) (belonged) (to) us.

VII

〔解答〕

問1　ア　問2　エ　問3　ア　問4　エ
問5　ア　問6　ウ　問7　イ、エ

〔出題者が求めたポイント〕

選択肢訳

問1 ア．糖尿病や肥満などの健康問題はアルツハイマー病と関係がある。←第1段落第2文に一致
　　イ．研究者たちはアルツハイマー病の予防に懐疑的だ。
　　ウ．これまでのところ、アルツハイマー病に関連する2，3の因子だけが特定されている。
　　エ．世界でアルツハイマー病を発症した人は合計960万人いる。

問2 ア．認知症と高血圧の関連が疑われているが、両者の関係は確立されていない。
　　イ．中年のアメリカ人にとって、高血圧を適切に治療すれば、認知症の25％を除くすべてが撲滅できるだろう。
　　ウ．『Hypertension』誌によると、中年アメリカ人の認知症患者の大多数は、高血圧を適切に治療することで治癒できるという。
　　エ．高血圧に苦しむ中年アメリカ人を適切に治療することで、認知症の一部症例は撲滅できるだろう。←第2段落第2文に一致

問3 ア．ニューロンの活動は脳内の酸素量に依存しない。←「依存しない」ではなく「依存する」
　　イ．脳の機能は、血液がどれほどよく流れるかに左右される。
　　ウ．心臓は血液を送り出し、脳はその5分の1もの量を使用する。
　　エ．2型糖尿病は、ニューロンの酸素不足の原因になることがある。

問4 ア．米国在住の高齢者
　　イ．フレイミンガム心臓調査の参加者
　　ウ．少なくとも高校の卒業証書を持つ人々
　　エ．特別な知識を持つ人　←　下線部(41)が指すものは expert

問5 ア．心臓の健康に関する指導は、心臓病患者の数を増やすのに役立つ。←「増やす」ではなく「減らす」
　　イ．心臓病は米国で最も多い死因として知られている。
　　ウ．学者たちは心臓と精神の関連性を見出しつつある。
　　エ．特定の心臓疾患による死亡者数は過去数十年で減少している。

問6 ア．その副作用ゆえに、Kristine Yaffe は生活習慣の要因を考慮することが重要だと考えている。
　　イ．Kristine Yaffe は、脳の健康は心臓に一方向的な影響を及ぼすと考えている。
　　ウ．生活習慣の要因は、認知症への影響に関して過

小評価されている、と Kristine Yaffe は語る。
　　　　　　　　　　　　←第5段落第2文に一致
　エ．Kristine Yaffe は、生活習慣を変えるにはお金
　　がかかり、避けるべきだと言う。
問7ア．アルツハイマー病と複数の生活習慣因子との関
　　係に関する論文が『Lancet Neurology』誌に発
　　表された。
　イ．研究が示しているように、高血圧は脳の健康と
　　はおそらく何の関係もない。←「関係がない」で
　　はなく「関係がある」
　ウ．高血圧、肥満、2型糖尿病は血管の機能に有害
　　である。
　エ．血液の動きや循環が良ければ、ニューロンは十
　　分な酸素を得られない。←「得られない」ではな
　　く「得られる」
　オ．過去30年間、専門家は心臓の健康に関する指
　　導を中心にしてきた。
　カ．高卒以上の人の認知症の頻度は40%以上減少
　　した。
　キ．Kristine Yaffe によると、多くの人が自分の生
　　活習慣の変化は、脳の健康への貢献度において、
　　あまり効果がないと考えている。

〔全訳〕
　『The Lancet Neurology』誌に掲載された論文で、研究者らは、世界中のアルツハイマー病の症例のほぼ3分の1(960万症例)は、たいていの人が自分で変えられる範囲内のものによって予防できると予想した。中年期の高血圧、糖尿病、肥満、身体活動、うつ病、喫煙、教育水準の低さなど、あらゆることが、一定の役割を果たしていることが明らかになったのだ。
　これらの要因の中で、心臓の健康が最も重要であるようだ。『Hypertension』誌に発表された試算によると、米国の中年の高血圧患者が適切な治療を受ければ、認知症患者の約25%が一掃されるという。
　考えてみると、心臓と脳のつながりは論理的なものだ。「脳は血管の海だ」と Majid Fotuhi 博士は言う。また、ニューロンが適切に発火するには大量の酸素が必要であるため、脳は心臓が送り出す血液の20%を消費する。高血圧や肥満、2型糖尿病になると、血管の働きが悪くなって血流が悪化し、ニューロンは酸素を渇望するようになる。
　心臓病はアメリカ人の死因の第一位であるため、過去30年間、専門家は心臓の健康状態にそのアドバイスを集中してきた。今日、心臓病と脳卒中による死亡率は低下している。研究者たちは今、研究室の外で、より強い心臓とより健康な精神の間に関連があることに気づき始めている。2016年に『New England Journal of Medicine』誌に掲載されたある研究では、フレイミンガム心臓調査(米マサチューセッツ州フレイミンガムで継続されている虚血性心疾患の追跡疫学調査研究)に参加している60歳以上の5,205人のデータが精査された。フレイミンガム心臓調査は1975年から参加者の認知症を追跡しており、30年間のデータでは、高卒以上の人の認知症発生率が44%低下した。
　「私たちは、心臓病の危険因子が脳の健康に大きな影響を与えると考えています」と、カリフォルニア大学サンフランシスコ校で認知症の予測因子に関する主要研究者である Kristine Yaffe は言う。「生活習慣の要因はとても重要です。でも、ちょっと安易に聞こえるので、多くの人は、それほど影響はないと考えています。しかし、そんなことはないと思います。費用もかからず、副作用もなく、体の他の部分にも良いのです。だとしたら、どうして生活習慣を変えないのでしょうか?」

化 学

解答

3年度

推 薦

I

〔解答〕

(1) 1 ⑥
(2) 2 ⑦
(3) 3 ①
(4) 4 ⑥　5 ②　6 ④
(5) 7 ④
(6) 8 ⑤

〔出題者が求めたポイント〕

同位体，周期表，イオン化エネルギー，化学反応式の量的関係，物質量，モル濃度と質量パーセント濃度，固体の溶解度

〔解答のプロセス〕

(1) a（誤）　原子番号が同じ原子で，中性子の数が異なるため質量数の異なる原子を，同位体という。
　b（正）　同位体は質量が異なるが，その化学的性質はほぼ同じである。

(2) a（正）　原子から最外殻電子 1 個を取り去って，1 価の陽イオンにするのに必要なエネルギーをイオン化エネルギーという。原子番号が小さい原子ほど最外殻が原子核に近いため，電子を取るのに必要なエネルギーも大きくなる。
　b（正）　原子番号が小さいほど，陽子と電子の静電気的な引力が小さくなり，原子半径は大きくなる。

(3) 二酸化炭素 $\frac{1.1}{44}=0.025\,\text{mol}$，水 $\frac{0.90}{18}=0.05\,\text{mol}$ なので，有機化合物：二酸化炭素：水＝1：1：2となる化合物を選ぶ。a は CH_3OH，b は CH_3COCH_3，c は CH_3COOH なので a のみが該当する。

(4) 0℃，1.01×10^5 Pa（標準状態）で 2.24 L の気体は 0.10 mol であるので，ヘリウム 0.05 mol，酸素 0.05 mol である。混合気体の分子の数は

$$0.10\times6.02\times10^{23}=6.02\times10^{22}\text{ 個}$$

混合気体の質量は，$4.00\times0.05+32.0\times0.05=1.80\,\text{g}$

(5) 水溶液 1 L（$=1000\,\text{cm}^3$）あたりの質量は，

$$1000\times1.05\,\text{g/cm}^3=1050\,\text{g}$$

この中に含まれる溶質の HCl の質量は，

$$1050\times\frac{10}{100}=105\,\text{g}$$

HCl のモル質量は 36.5 g/mol なので，物質量は，

$$\frac{105}{36.5}=2.88\,\text{mol}$$

よって，求めるモル濃度は，

$$\frac{2.88}{1}=2.88\,\text{mol/L}$$

(6) 飽和水溶液 100 g 中の溶質（$CuSO_4$）の質量は，

$100\times\frac{25.0}{100+25.0}=20\,\text{g}$　含まれる。0℃まで冷却したときに $CuSO_4\cdot5H_2O$ が x〔g〕析出したとする。このうち，溶質部分が $\frac{160}{250}x$〔g〕，溶媒部分が $\frac{90}{250}x$〔g〕なので，

溶質 $CuSO_4$	$20-\frac{160}{250}x$	14.0
溶媒 H_2O	$100-20-\frac{90}{250}x$	100
水溶液	$100-x$	114.0

このうち，2つに注目して，比の式をたてる（溶質と水溶液に注目した）。

$$\frac{\text{溶質}}{\text{水溶液}}=\frac{20-\frac{160}{250}x}{100-x}=\frac{14.0}{114.0}$$

$x=14.93\,\text{g}$

II

〔解答〕

(1) 9 ⓑ　10 ③　11 ⓕ
　12 ⑦　13 ③　14 ②
(2) 15 ⑤　16 ①
　17 ④　18 ⑤
　19 ④

〔出題者が求めたポイント〕

電気分解，燃料電池，電気分解の法則

〔解答のプロセス〕

(1) それぞれの水溶液を電気分解したときの反応式は次のとおりである。

（A：NaOH）〔陽極〕 $4OH^- \longrightarrow O_2+2H_2O+4e^-$
　〔陰極〕 $2H_2O+2e^- \longrightarrow H_2+2OH^-$
（B：$AgNO_3$）〔陽極〕 $2H_2O \longrightarrow O_2+4H^++4e^-$
　〔陰極〕 $Ag^++e^- \longrightarrow Ag$
（C：$CuCl_2$）〔陽極〕 $2Cl^- \longrightarrow Cl_2+2e^-$
　〔陰極〕 $Cu^{2+}+2e^- \longrightarrow Cu$
（D：H_2SO_4）〔陽極〕 $2H_2O \longrightarrow O_2+4H^++4e^-$
　〔陰極〕 $2H^++2e^- \longrightarrow H_2$

(ア) e^- と気体の係数の比が 4：1 のものを選ぶ。
(イ) e^- と気体の係数の比が 2：1 のものを選ぶ。
(ウ) 陽極で固体が発生するものはない。
(エ) e^- と気体の係数の比が 2：1 のものを選ぶ。
(オ) e^- と固体の係数の比が 2：1 のものを選ぶ。
(カ) e^- と固体の係数の比が 1：1 のものを選ぶ。

(2) 燃料電池の反応式は次のとおりである。

〔負極〕 $H_2 \longrightarrow 2H^++2e^-$
〔正極〕 $O_2+4H^++4e^- \longrightarrow 2H_2O$

17，18

燃料電池で 1.93×10^5 C の電気量を得るときに移動する e^- の物質量は，

$$\frac{1.93 \times 10^3}{9.65 \times 10^4} = 0.02\,\text{mol}$$

よって，このとき消費される H_2 は 0℃，$1.01 \times 10^5\,Pa$（標準状態）で，

$$0.02 \times \frac{1}{2} \times 22.4 = 0.224\,L$$

19　銅電極Aは正極とつながっているので陽極である。

$$Cu \longrightarrow Cu^{2+} + 2e^-$$

の反応が起こる。よって，2mol の e^- が移動すると，1mol の H_2 が消費されて，1mol の Cu が溶解する。つまり，22.4L の H_2 が消費されると，64.0g の Cu が溶解するグラフを選ぶ。

Ⅲ
〔解答〕

20	①
21	①
22	②
23	⑦
24	⑤
25	③
26	①
27	①
28	①
29	④
30	⑤
31	③

〔出題者が求めたポイント〕
硫黄の化合物の製法，酸化還元反応，硫酸の性質

〔解答のプロセス〕
20　$FeS + H_2SO_4 \longrightarrow FeSO_4 + H_2S$
23，24　H_2S は S のなかで最も低い酸化数であり，-2 をとる。H_2S が還元剤としてはたらくと S になる。
25　(a)の反応は，
$$Cu + 2H_2SO_4 \longrightarrow CuSO_4 + 2H_2O + SO_2$$
で酸化還元反応である。
26　(b)の反応は，
$$Na_2SO_3 + H_2SO_4 \longrightarrow Na_2SO_4 + H_2O + SO_2$$
で弱酸の遊離反応である。
27，28　SO_2 は酸化剤にも還元剤にもなり得るが，H_2S は還元剤してしかはたらかないため，SO_2 は酸化剤としてはたらく。
$$2H_2S + SO_2 \longrightarrow 3S + 2H_2O$$
29　$SO_3 + H_2O \longrightarrow H_2SO_4$
より，1mol の SO_3 と H_2O から 1mol の H_2SO_4 が得られる。必要な SO_3 を含む発煙硫酸の質量を x〔g〕とすると，SO_3 の物質量＝H_2O の物質量＝H_2SO_4 の物質量は
$$\frac{x \times \frac{10}{100}}{80.0}\text{〔mol〕}$$

73.0 の硫酸 200g に SO_3 を含む発煙硫酸を加えて 100% の濃硫酸をつくるので

$$\frac{溶質}{水溶液} = \frac{146 + \frac{x \times \frac{10}{100}}{80.0} \times 98.0}{200 + \frac{x \times \frac{10}{100}}{80.0} \times 98.0 - \frac{x \times \frac{10}{100}}{80.0} \times 18.0}$$

水溶液の質量では，反応に必要な H_2O の質量をひくことに注意する。
$$x = 2400\,g$$
30　濃硫酸は，中性や酸性気体の乾燥剤に用いられる。

Ⅳ
〔解答〕
(1)

32	②
33	③
34	③
35	④

(2)

36	②
37	③
38	①
39	⑥
40	①
41	⑤
42	③
43	①

〔出題者が求めたポイント〕
エタノールの脱水反応，有機化合物の構造決定，中和滴定，有機化合物の分離

〔解答のプロセス〕
(1) 温度によって次の反応が起きる。

130℃〜140℃で濃硫酸を加えた場合，分子間で H_2O がとれるので分子間脱水反応ということもある。

(2) ベンゼンの水素原子 1 個が置換された $C_9H_{12}O$ のアルコールは次のものがある（*は不斉炭素原子）。

化合物E

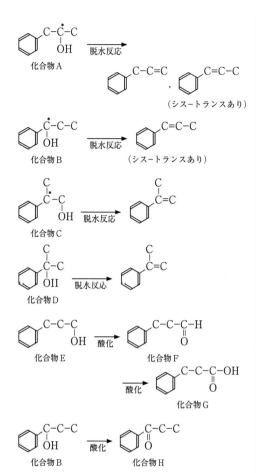

$$1.0 \times \frac{10}{1000} \times 1 \times 150 = 1.5\,\mathrm{g} = 1500\,\mathrm{mg}$$

1.0 mol/L の場合，X の質量 55 mg よりも大きくなっているので，不適である。

[41] 化合物 F のモル質量は 134 g/mol なので

$$\frac{\dfrac{15 \times 10^{-3}}{150}}{\dfrac{55 \times 10^{-3}}{134}} \times 100 = 24.3\%$$

[42]，[43] アルデヒドとカルボン酸の分離なので，カルボン酸を塩の状態にし，水層へ移動させれば分離できる。酸の強さは，「硫酸・塩酸・スルホン酸＞カルボン酸＞炭酸＞フェノール類」なので，炭酸水素ナトリウムを加えるとカルボン酸が塩になる。また，ジエチルエーテルは水よりも密度は小さいため上層となる。

[36] 化合物 B を脱水反応することで得られるアルケンは Ⓐ C=C Ⓒ（Ⓐ の下に Ⓑ，Ⓒ の下に Ⓓ）において Ⓐ ≠ Ⓑ かつ Ⓒ ≠ Ⓓ なので，シス-トランス異性体（幾何異性体）となる。

[37] 酸化されにくいアルコールは第三級アルコールであるので，化合物 D を選ぶ。

[38] ヨードホルム反応が起こる化合物は次の構造をもつ化合物である。

$$\underset{\text{R : アルキル基 or H}}{\text{H–C–C–R}} \qquad \text{H–C–C–R}$$

よって，化合物 A を選ぶ。

[39] 銀鏡反応を示すのはアルデヒド基（ホルミル基）をもつ化合物である。よって，化合物 F を選ぶ。

[40] カルボン酸を中和滴定するので，塩基を用いる必要がある。化合物 G のモル質量は 150 g/mol なので，

0.010 mol/L の NaOH を用いた場合化合物 G の質量は，

$$0.010 \times \frac{10}{1000} \times 1 \times 150 = 0.015\,\mathrm{g} = 15\,\mathrm{mg}$$

1.0 mol/L の NaOH を用いた場合化合物 G の質量は，

令和2年度

問 題 と 解 答

英 語

問 題
(60分)

2年度

11月16日試験

Ⅰ 次の対話文の空所に入れるのに最も適当なものを，それぞれア～エから一つ選べ。

〔A〕

A: Good evening, can I help you?

B: Yes, I'd like two tickets for the new action film, *Preston in Flames*, please.

Λ: The only seats we have now are for the 11 p.m. show. _____1_____

B: I don't want to wait to see it. I'll have two tickets for the late show, please.

A: No problem, sir. Where would you like to sit?

B: I have really bad eyesight. _____2_____

A: Yes, we have two seats in row C, three rows from the front.

B: That sounds perfect. Is it OK to buy snacks and bring them into the movie?

A: Yes, of course. Please use our food counter in the entrance hall.

B: _____3_____

A: It's just drinks and popcorn. It's always busy, so get there early.

B: Thanks. Popcorn sounds great.

1. ア. But there are lots of tickets available tomorrow.
   イ. But there are other movies playing at the same time.
   ウ. You might have to wait in the lobby until it starts.
   エ. You should come back before you eat dinner.

2. ア. Can I choose where I sit in the theater?
   イ. Can I get seats just behind the third row please?
   ウ. Do you have any seats near the screen?
   エ. Will I be comfortable sitting in the very front row?

3. ア. But can I get something to drink there?
   イ. But what about food from the supermarket?
   ウ. Is there a drink vending machine?
   エ. Is there a good selection?

〔B〕

   A：Pat, you look really busy. Where are you heading?

   B：I'm going to the hardware store to get some paint.

   A：Yeah. I remember you said you were going to paint your living room.

   B：Yeah, but _____4_____ .

   A：Unless you really want to make a change, I suggest keeping the same one you have now.

   B：It's OK, but it's pretty dark, though. Don't you think so?

   A：I guess so. _____5_____

   B：I was thinking about that, but I'm afraid it'll get dirty fast.

   A：That can be a problem. But, new paints today are washable.

   B：_____6_____ And a new color will be a nice change, won't it?

   A：Well, it will certainly make the room look larger and brighter.

    4．ア．I can't decide on the color

      イ．I don't have much time

      ウ．I don't want to spend too much

      エ．I've never painted a room before

    5．ア．How about having someone paint it for you?

      イ．In that case, why not choose white, instead?

      ウ．Well then, how about keeping the original color?

      エ．Would you rather have more time to think about it?

    6．ア．That makes a darker one best.

      イ．That may be a lot of work.

      ウ．That's a big improvement.

      エ．That's my biggest concern.

Ⅱ 次の英文の空所に入れるのに最も適当な語を，ア～クから選べ。ただし，同じも
のを繰り返し用いてはならない。

　　In 1805, Muhammad Ali, an Albanian-born Turkish army officer, became ruler of Egypt. He expanded Egypt's power up the Nile by controlling the river. He built a strong army and （　7　） the Sudan. In addition, he wanted to make his country a modern state, and asked the Europeans for help. After his death, Egypt's rulers continued Ali's plans, but they were not as （　8　）. The British soon took control of the Suez Canal, which （　9　） the Mediterranean and Red seas. By 1882, the British had taken control of all Egypt.

　　In 1922, Egypt gained limited （　10　）. The British agreed to leave the country by 1936 except the canal area, but World War II （　11　） them to stay longer. Egyptians were （　12　） of foreign control and wanted to be rid of it. Most Egyptians thought King Farouk, leader of the time, to be part of the problem. In 1952, the government was overthrown by a group of army officers led by Gamal Abdel Nasser. Nasser became the first Egyptian to rule Egypt after more than one thousand years of foreign control.

　　　　ア．attitude　　　　イ．caused　　　　ウ．conquered　　　　エ．ignorant
　　　　オ．independence　　カ．linked　　　　キ．successful　　　　ク．tired

Ⅲ　次の各英文の空所に入れるのに最も適当な語句を，ア～エから一つ選べ。

13. Jim thought there was some cake in the refrigerator, but there was
(　　　).
ア．neither　　　イ．never　　　ウ．no　　　エ．none

14. This computer is (　　　) superior to the one I used to have.
ア．better　　　イ．far　　　ウ．further　　　エ．too

15. The captain said all passengers had to stay in their seats with their
seat belts (　　　) until the plane got out of air turbulence.
ア．fasten　　　イ．fastened　　　ウ．fastening　　　エ．to fasten

16. We should never stop trying to do our best, (　　　) difficult the
situation is.
ア．although　　　　　　　　イ．even if
ウ．no matter how　　　　　エ．whatever

17. The private detective suggested that the man (　　　) investigated by
the police.
ア．be　　　イ．been　　　ウ．being　　　エ．to be

18. Strange (　　　) it may sound, Bill likes studying rather than playing
with friends.
ア．as　　　イ．despite　　　ウ．how　　　エ．if

19. According to the class survey, Tom is (　　　) of the two teachers for that course.

　ア．as popular　　　　　　　　イ．most popular

　ウ．popular　　　　　　　　　　エ．the more popular

20. The summer sale began at the end of last month, and (　　　) to continue until next Sunday.

　ア．had expected　　　　　　　イ．has been expected

　ウ．is expected　　　　　　　　エ．will expect

（次ページに続く）

Ⅳ　次の各英文の意味に最も近いものを，ア〜エから一つ選べ。

21. Joe is living in the city, but longs for life in the country.

　ア．Although Joe is living in the city, he must wait until he can move to the country.

　イ．Although Joe lives in the city, he lived in the country for a while.

　ウ．Despite living in the country for some of the time, Joe also lives in the city.

　エ．Joe really wants to live in the country, even though he lives in the city.

22. Eri knows better than to call Kim after 9 p.m. on weekdays.

　ア．Eri believes that Kim prefers to be contacted after 9 p.m. on weekdays.

　イ．Eri realizes that it is not a bad idea to phone Kim after 9 p.m. on weekdays.

　ウ．Eri thinks it is important to contact Kim after 9 p.m. on weekdays.

　エ．Eri understands that she should not phone Kim after 9 p.m. on weekdays.

23. Taro is considering taking up painting in his retirement.

　ア．Once Taro retires, he is thinking about collecting paintings.

　イ．Once Taro's career ends, he intends to continue painting.

　ウ．Taro wants to start painting when he retires from his job.

　エ．Taro would like to sell paintings when he retires from his job.

24. By way of a conclusion to her speech, Ann talked about a personal experience.

ア. Aside from Ann's conclusion to her speech, she discussed a personal experience.

イ. In order to conclude her speech, Ann spoke about a personal experience.

ウ. Instead of concluding her speech, Ann spoke about a personal experience.

エ. Shortly before Ann's conclusion to her speech, she discussed a personal experience.

（次ページに続く）

V　次の（a）に示される意味を持ち，かつ（b）の英文の空所に入れるのに最も適した
語を，それぞれア～エから一つ選べ。

25.（a）with the capacity to develop or happen in the future

　　（b）The new drug will （　　　） help millions who suffer from heart
　　　　disease.

　　　　ア．nearly　　　イ．obviously　　ウ．potentially　エ．reliably

26.（a）to give or spread something out to people

　　（b）The volunteers helped （　　　） water to the storm victims.

　　　　ア．bring　　　イ．distribute　　ウ．donate　　　エ．transport

27.（a）the effect or influence that an event has on something

　　（b）The （　　　） of the new government policy for improving English
　　　　education is yet to be determined.

　　　　ア．function　　イ．impact　　　ウ．necessity　　エ．value

28.（a）including or dealing with a wide range of information

　　（b）Elizabeth's knowledge of medical terms is quite （　　　）.

　　　　ア．extensive　　イ．noticeable　ウ．organized　　エ．rare

29.（a）something that you are trying to achieve

　　（b）The prime （　　　） of the program is to help students obtain
　　　　good jobs.

　　　　ア．meaning　　イ．objective　　ウ．strategy　　エ．summary

Ⅵ　次の［A]〜[D] の日本文に合うように，空所にそれぞれア〜カの適当な語句を
　　入れ，英文を完成させよ。解答は番号で指定された空所に入れるもののみをマーク
　　せよ。なお，文頭に来る語も小文字にしてある。

[A]　今回私たちが会ったのは卒業以来十年ぶりだ。

　　　（　　　）（　　　）（　30　）（　　　）（　31　）（　　　） the ten years since
　graduation.

　　　　ア．have met　　　　イ．in　　　　　　ウ．is
　　　　エ．the first time　　オ．this　　　　　カ．we

[B]　ポーラは歌がとてもうまいので，若者のあいだで人気があるのは当然だ。

　　　Paula is too（　　　）（　32　）（　　　）（　33　）（　　　）（　　　）
　popular among young people.

　　　　ア．a　　　　　　　イ．be　　　　　　ウ．good
　　　　エ．not　　　　　　オ．singer　　　　カ．to

[C]　彼女が予算委員会の委員に選出される見込みはほとんどない。

　　　There is（　　　）（　34　）（　　　）（　35　）（　　　）（　　　） member
　of the budget committee.

　　　　ア．a　　　　　　　イ．being elected　　ウ．chance
　　　　エ．her　　　　　　オ．little　　　　　カ．of

[D]　リンダには確かにブロードウェイの舞台女優になる素養がある。

　　　Linda certainly（　　　）（　36　）（　　　）（　37　）（　　　）（　　　） an
　actress on Broadway.

　　　　ア．be　　　　　　イ．has　　　　　　ウ．it
　　　　エ．takes　　　　　オ．to　　　　　　カ．what

Ⅶ　次の英文を読み，あとの問いに答えよ。

　　Have you ever heard of the trees that are homes to animals both on land and sea? These beautiful and complex trees are called *mangroves*. The forests of mangroves are an important part of life on this planet. Mangrove trees, it is believed, originated in Southeast Asia. That is where most of the forests can still be found today. They are, however, found throughout Earth, but mostly within 30 degrees of the equator. They cannot tolerate freezing temperatures. They grow mostly in slow-moving waters.

　　An identifier of a mangrove tree is its dense formation of roots. This root system enables the trees to hold their own with the coming and going of daily tides. Coastline mangrove forests act as guards from the sea to the land. They reduce erosion from waves and tides. They protect sea creatures from predators in their elaborate root infrastructure. Birds and fish can both call a mangrove home.

　　The world's largest mangrove forest is called the *Sundarban Reserve Forest*. The Sundarbans is located southwest of Bangladesh on the Bay of Bengal. It is between the Baleswar River and the Harinbanga River. Most of the forest lies in Bangladesh and the remaining part in India. Unfortunately, threats do exist to this ecologically rich environment. The (40) threats are both natural and human. Cyclones and tidal waves have taken a toll on the forest trees and some of its species. Humans illegally hunt, farm, and collect timber from the forest.

　　To help protect against human threats, three wildlife sanctuaries were established in the forest in 1977. The Bangladesh Wildlife Preservation Act attempts to control illegal entry, fishing, and hunting in the forest. Other groups from around the world have become involved with the preservation of the Sundarbans and its inhabitants. The World Wildlife Fund, the National Zoological Park, and the Smithsonian Institution are working on conservation and wildlife management programs.

Protection of this environment is important not only to the endangered animal species, but also to the humans who live near it. The Sundarbans provide a safety zone against cyclones, tidal waves, and other storms. The Sundarbans also provide some local jobs. While the Sundarbans and its inhabitants seem like they exist in a remote part of our world, they really are closer than you may think. The Sundarbans, in some respect, belong to us all. The Sundarbans is a UNESCO World Heritage Site.

問1　本文の第1段落の内容に合うものとして最も適当なものを，ア～エから一つ選べ。(38)

ア．Mangrove trees are believed to have appeared in Southeast Asia at first, but now, there are few of these forests to be found there.

イ．Mangrove trees are typically found in areas that lie beyond 30 degrees of the equator.

ウ．Mangrove trees generally grow in areas with waterways that tend to be calmer.

エ．Mangrove trees only grow on land, so they are really important for land animals.

問2　本文の第2段落の内容に合うものとして最も適当なものを，ア〜エから一つ選べ。(39)

ア．Fish are protected by the mangrove tree roots from animals that would normally eat them.

イ．Mangrove trees can be easily destroyed by the tide because of their root structure.

ウ．Mangrove trees completely prevent the sea and waves from washing away the coastline.

エ．One way to distinguish a mangrove tree is its loosely formed system of roots.

問3　下線部(40)の例として当てはまらないものを，ア〜エから一つ選べ。

ア．Due to tidal waves, some creatures that live in the mangrove forest die.

イ．People are permitted to hunt animals in the mangrove forest.

ウ．People who enter the Sundarbans gather wood from the mangrove forest.

エ．Storms have caused considerable damage to the mangrove forest.

問4　本文の第3段落の内容に合わないものを，ア〜エから一つ選べ。(41)

ア．Most of the world's largest mangrove forest is located in India, with the rest in Bangladesh.

イ．Regrettably, damage to the Sundarban Reserve Forest comes from several different sources.

ウ．The biggest mangrove forest in the world extends across two countries.

エ．The Sundarban Reserve Forest lies between two rivers.

問5　本文の第4段落の内容に合うものとして最も適当なものを，ア〜エから一つ選べ。(42)

ア．By preventing everyone from entering the forest, an act was established to protect the wildlife in Bangladesh.

イ．Conservation groups from around the world have become active in trying to protect the largest mangrove forest in the world.

ウ．Prior to 1977, three different areas were created to help protect the nature in the forest.

エ．Special areas have been created to increase the numbers of fish and animals that can be caught in the forest.

問6　本文の第5段落の内容に合うものとして最も適当なものを，ア〜エから一つ選べ。(43)

ア．Conservation of the Sundarbans has little to do with the life of the people around it.

イ．Storms and cyclones create areas in the Sundarbans that are safe for people.

ウ．The Sundarbans provide all the jobs for people who live in the local area.

エ．There are some animals that are in danger of becoming extinct in the Sundarbans.

問7　本文の内容と合うものを，ア〜キから二つ選び，(44)と(45)に一つずつ
　　マークせよ。ただし，マークする記号（ア，イ，ウ，...）の順序は問わない。

　　ア．While mangrove trees have a simple structure, the forests are
　　　　very important for the earth.

　　イ．Mangrove trees have strong resistance to extremely cold
　　　　conditions.

　　ウ．The Baleswar River and Harinbanga River are both located in
　　　　the southwest part of the Sundarbans.

　　エ．Various organizations from all over the world are trying to help
　　　　to save the Sundarbans.

　　オ．People living near the Sundarbans will have their livelihoods
　　　　affected if the forest is destroyed.

　　カ．The Sundarbans seem like they are a part of the world that is
　　　　very close to us.

　　キ．In every way imaginable, the Sundarbans belong to us all.

　　　　　　　　　　　　　　　　　　　　　　（以 下 余 白）

化 学

問題
(60分)

2年度

| 11月16日試験 |

Ⅰ　以下の**原子ア〜ク**の特徴から適切な原子を推定し，これら原子に関する次の文章
(1)〜(6)中の空欄　| 1 |　〜　| 10 |　にあてはまる最も適切なものを，それぞれの
解答群から選び，解答欄にマークせよ。ただし，同じものを何度選んでもよい。

　　＜原子ア〜クの特徴＞

　　原子ア：最外殻電子をL殻に有し，4個の価電子をもつ。

　　原子イ：K殻にのみ電子を有し，その電子殻は閉殻である。

　　原子ウ：1個の価電子をもち，中性子が1つ増えると質量数が2倍になる。

　　原子エ：周期表の2族に属し，2族の中で原子半径が最も小さい。

　　原子オ：周期表の第3周期に属し，3価の陽イオンになりやすい。

　　原子カ：電子を1つ放出することでネオンと同じ電子配置をとる。

　　原子キ：最外殻電子をM殻に有し，5個の価電子をもつ。

　　原子ク：周期表の第3周期に属し，7個の価電子をもつ。

(1)　**原子ア**の単体　| 1 |　と　| 2 |　は互いに同素体の関係にある。| 2 |　中
　　の原子は，4個の価電子のうち　| 3 |　個が原子間で束縛されているが，残りの価
　　電子は自由に動くことができるため電気伝導性を示す。

(2)　**原子ア〜ク**のうち，第一イオン化エネルギーの最も大きい原子は**原子**　| 4 |　で
　　あり，電子親和力の最も大きい原子は**原子**　| 5 |　である。

(3)　**原子オ**の単体の結晶は面心立方格子である。この結晶の単位格子の一辺の長さが
　　L〔nm〕，原子量 M，アボガドロ定数 6.0×10^{23} /mol とするとき，結晶の密度は
　　| 6 |　$\times 10^{\boxed{7}}$ g/cm^3 である。

(4) 原子 | 8 | の原子核の流れは，放射線の一種の α 線である。

(5) 原子キ1個に原子ク3個が共有結合でつながった化合物には，非共有電子対が | 9 | 組ある。

(6) 原子 | 10 | の単体は，空気中の酸素や水と反応するので石油中で保存する。

| 1 | および | 2 | に対する解答群

① 亜 鉛　　② 黄リン　　③ オゾン　　④ 銀

⑤ 黒 鉛　　⑥ サファイア　　⑦ 酸 素　　⑧ 斜方硫黄

⑨ シリカゲル　　⓪ 水 銀　　ⓐ 赤リン　　ⓑ ダイヤモンド

ⓒ 単斜硫黄　　ⓓ 窒 素　　ⓔ 水ガラス　　ⓕ ルビー

| 3 | および | 9 | に対する解答群

① 1　② 2　③ 3　④ 4　⑤ 5　⑥ 6　⑦ 7　⑧ 8

⑨ 9　⓪ 10　ⓐ 11　ⓑ 12　ⓒ 13　ⓓ 14　ⓔ 15　ⓕ 16

| 4 | , | 5 | , | 8 | および | 10 | に対する解答群

① ア　　　② イ　　　③ ウ　　　④ エ

⑤ オ　　　⑥ カ　　　⑦ キ　　　⑧ ク

| 6 | に対する解答群

① $\dfrac{M}{L}$　② $\dfrac{M}{2L}$　③ $\dfrac{M}{3L}$　④ $\dfrac{2M}{3L}$　⑤ $\dfrac{4M}{3L}$　⑥ $\dfrac{M}{L^2}$

⑦ $\dfrac{M}{2L^2}$　⑧ $\dfrac{M}{3L^2}$　⑨ $\dfrac{2M}{3L^2}$　⓪ $\dfrac{4M}{3L^2}$　ⓐ $\dfrac{M}{L^3}$　ⓑ $\dfrac{M}{2L^3}$

ⓒ $\dfrac{M}{3L^3}$　ⓓ $\dfrac{2M}{3L^3}$　ⓔ $\dfrac{4M}{3L^3}$　ⓕ $\dfrac{1}{LM}$　ⓖ $\dfrac{3LM}{2}$　ⓗ $\dfrac{2}{3LM}$

| 7 | に対する解答群

① 1　　　　② 2　　　　③ 3　　　　④ 4　　　　⑤ 5

⑥ 9　　　　⑦ 16　　　⑧ 21　　　⑨ 23　　　⓪ 44

ⓐ －1　　　ⓑ －2　　　ⓒ －3　　　ⓓ －4　　　ⓔ －5

ⓕ －9　　　ⓖ －16　　ⓗ －21　　ⓘ －23　　ⓙ －44

Ⅱ　化学反応の速度に関する次の文章中の空欄 　11 　〜 　24 　にあてはまる最も適切なものを，それぞれの解答群から選び，解答欄にマークせよ。ただし，同じものを何度選んでもよい。

　化学反応の速さは単位時間当たりの反応物の濃度の変化量などで表せる。ここで，不可逆反応ア　X ⟶ Y について考える。X の反応速度 v_X が X の濃度 [X] に比例し，反応速度定数 k_X を用いて $v_X = k_X[X]$ と表せるとする。この式から時間の経過に対し，反応速度は 　11 　。最初，X の濃度が 1.000 mol/L であり，2 秒（2.00 s）後に X の濃度が 0.920 mol/L になったとすると，計算される X の反応速度は約 　12 　×10 　13 　 mol/(L·s) であり，2 秒間の X の平均濃度を両時点での濃度の平均値である 0.960 mol/L として反応速度定数 k_X を算出すると，約 　14 　×10 　15 　 /s である。

　次に，可逆反応イ　A ⇄ B について考える。正反応の反応速度 v_A が A の濃度 [A] に比例し，反応速度定数 k_A を用いて $v_A = k_A[A]$ と表せるとする。また，逆反応の反応速度 v_B が B の濃度 [B] に比例し，反応速度定数 k_B を用いて $v_B = k_B[B]$ と表せるとする。A の濃度が 1.000 mol/L で，B が存在しなかった最初の状態から十分長い時間が経過して，正反応の速度 v_A と逆反応の速度 v_B が等しくなり，各物質の量が見かけ上変化しなくなったとき，この状態を 　16 　状態とよぶ。ここで，ふたつの反応速度定数に $k_B = 0.250 k_A$ の関係が成り立っており，反応イが時間 t〔s〕後に 　16 　状態に達した場合，時間に対する [A] および [B] の推移を示した模式図は 　17 　となる。

　一般的に反応の温度が高くなったとき，活性化エネルギー以上の運動エネルギーをもつ分子の割合がもとの温度のときと比べて 　18 　ので，反応速度は 　19 　ことが知られている。また，反応の活性化エネルギーを下げるはたらきをもつ物質を 　20 　といい，この物質の添加により反応速度は 　21 　。ここで，反応速度定数 k と絶対温度 T にはアレニウスの式とよばれる以下の式(a)に示す関係が成り立つものがある。ただし式中の E_a は反応の活性化エネルギー，R は気体定数，C は反応の定数である。

$$\log_e k = -\frac{E_a}{R}\left(\frac{1}{T}\right) + C \qquad\qquad\text{(a)}$$

　式(a)が成立する3つの反応**ウ〜オ**について，縦軸に $\log_e k$，横軸に絶対温度の逆数をとった図を作成すると，**図Ⅱ**のようになった。ここで，300 K より高温となる領域は**図Ⅱ**の破線より　22　である。この図から，300 K での反応速度定数を比較すると大きい順に　23　であり，活性化エネルギーを比較すると大きい順に　24　である。

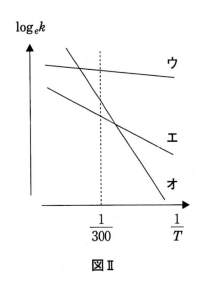

図Ⅱ

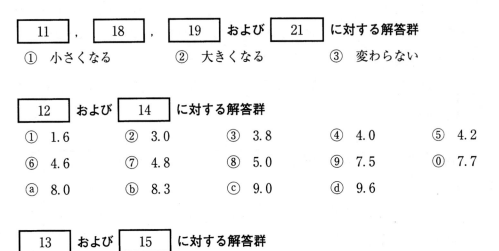

11	,	18	,	19	および	21	に対する解答群

　①　小さくなる　　　②　大きくなる　　　③　変わらない

12	および	14	に対する解答群

　①　1.6　　　②　3.0　　　③　3.8　　　④　4.0　　　⑤　4.2

　⑥　4.6　　　⑦　4.8　　　⑧　5.0　　　⑨　7.5　　　⑩　7.7

　ⓐ　8.0　　　ⓑ　8.3　　　ⓒ　9.0　　　ⓓ　9.6

13	および	15	に対する解答群

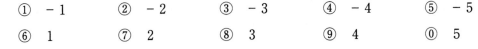

　①　−1　　　②　−2　　　③　−3　　　④　−4　　　⑤　−5

　⑥　1　　　⑦　2　　　⑧　3　　　⑨　4　　　⑩　5

16 に対する解答群

① 基 底　　② 遷 移　　③ 平 衡　　④ 励 起　　⑤ 標 準

17 に対する解答群

| 20 | に対する解答群

① 塩 橋　　② 活物質　　③ 基 質　　④ 触 媒

⑤ 生成物　　⑥ 中間体　　⑦ 反応物　　⑧ 複 塩

| 22 | に対する解答群

① 左 側　　② 右 側

| 23 | および | 24 | に対する解答群

① （大）反応ウ > 反応エ > 反応オ（小）

② （大）反応ウ > 反応オ > 反応エ（小）

③ （大）反応エ > 反応ウ > 反応オ（小）

④ （大）反応エ > 反応オ > 反応ウ（小）

⑤ （大）反応オ > 反応ウ > 反応エ（小）

⑥ （大）反応オ > 反応エ > 反応ウ（小）

Ⅲ 溶解度積に関する次の文章(1)および(2)中の空欄 ┃ 25 ┃ ～ ┃ 36 ┃ にあてはまる最も適切なものを，それぞれの**解答群**から選び，解答欄にマークせよ。ただし，同じものを何度選んでもよい。なお，原子量は O = 16.0，Na = 23.0，Cl = 35.5，K = 39.0，Cr = 52.0，Ag = 108，I = 127 とし，$\sqrt{2}=1.41$，$\sqrt{3}=1.73$，$\sqrt{5}=2.23$ とする。また，銀塩の溶解度積は**表Ⅲ**に示している。

表Ⅲ　銀塩の溶解度積（25 ℃）

塩	溶解度積 K_{sp}
AgCl	$1.8\times10^{-10}\,(mol/L)^2$
AgI	$2.1\times10^{-14}\,(mol/L)^2$
Ag_2CrO_4	$3.6\times10^{-12}\,(mol/L)^3$

(1) 塩化銀 AgCl の溶解平衡と溶解度積は以下の式で表される。

$$AgCl(固) \rightleftharpoons Ag^+ + Cl^- \qquad\qquad (a)$$

$$K_{sp(AgCl)} = [Ag^+][Cl^-] \qquad\qquad (b)$$

AgCl の飽和水溶液に Cl^- を加えると，式(a)の平衡が ┃ 25 ┃ 向きに移動し，┃ 26 ┃。塩化ナトリウム NaCl とヨウ化ナトリウム NaI が等しいモル濃度で含まれる水溶液に，少量ずつ硝酸銀 $AgNO_3$ 水溶液を加え続けるとき，┃ 27 ┃。

(2) クロム酸銀 Ag_2CrO_4 の溶解平衡と溶解度積は以下の式で表される。

$$Ag_2CrO_4(固) \rightleftharpoons 2Ag^+ + CrO_4^{2-} \qquad\qquad (c)$$

$$K_{sp(Ag_2CrO_4)} = \boxed{28} \qquad\qquad (d)$$

いま，1.0 L 中に 2.0×10^{-2} mol の Cl^- と 2.0×10^{-2} mol の CrO_4^{2-} を含む混合水溶液に，Ag^+ を加えていく場合を考える。AgCl の沈殿が生じ始めるときの $[Ag^+]$ は $\boxed{29}\times10^{\boxed{30}}$ mol/L，Ag_2CrO_4 の沈殿が生じ始めるときの $[Ag^+]$ は $\boxed{31}\times10^{\boxed{32}}$ mol/L なので，AgCl の沈殿が先に生じる。

この反応を利用して，しょう油中の塩分量を測定するために次の実験を行った。なお，溶液の温度は 25 ℃ に保たれており，しょう油に含まれる他の成分はこの反応に影響しないものとする。

＜実験＞

しょう油 10 mL をホールピペットでメスフラスコにとり，水を加えて1Lとした。この希釈液 10 mL をホールピペットでコニカルビーカーに移し，指示薬として 0.26 mol/L の K_2CrO_4 水溶液を 0.10 mL 加えた。これに，褐色ビュレットで 2.0×10^{-2} mol/L の $AgNO_3$ 水溶液を少しずつ滴下し，よく振り混ぜたところ，AgCl の沈殿が生じ，$AgNO_3$ 水溶液の滴下量が 16.0 mL のとき，Ag_2CrO_4 の $\boxed{33}$ 色の沈殿が生じ始めた（終点）。終点では，コニカルビーカー内の水溶液中の Cl^- はほぼ完全に AgCl として沈殿していることから，希釈前のしょう油中の $[Cl^-]$ は $\boxed{34}$ mol/L となる。したがって，調理用小さじ1杯（5.0 mL）のしょう油に含まれる塩分は，塩化ナトリウム NaCl として $\boxed{35} \times 10^{\boxed{36}}$ g 相当となる。

$\boxed{25}$ に対する解答群

① 右 ② 左

$\boxed{26}$ に対する解答群

① AgCl の沈殿が生じ，$[Ag^+]$ が減少する

② AgCl の沈殿が生じ，$[Ag^+]$ が増加する

③ AgCl の沈殿が生じ，$[Ag^+]$ は変化しない

④ AgCl の沈殿は生じず，$[Ag^+]$ が減少する

⑤ AgCl の沈殿は生じず，$[Ag^+]$ が増加する

⑥ AgCl の沈殿は生じず，$[Ag^+]$ は変化しない

$\boxed{27}$ に対する解答群

① AgCl の沈殿のみが生じ，AgI の沈殿は生じない

② AgI の沈殿のみが生じ，AgCl の沈殿は生じない

③ AgCl の沈殿が先に生じ，あとから AgI の沈殿が生じる

④ AgI の沈殿が先に生じ，あとから AgCl の沈殿が生じる

⑤ AgCl の沈殿と AgI の沈殿が同時に生じる

⑥ AgCl の沈殿も AgI の沈殿も生じない

| 28 | に対する解答群

① $[Ag^+][CrO_4^{2-}]$ ② $2[Ag^+][CrO_4^{2-}]$ ③ $[Ag^+]^2[CrO_4^{2-}]$

④ $\dfrac{[Ag^+][CrO_4^{2-}]}{[K_2CrO_4]}$ ⑤ $\dfrac{2[Ag^+][CrO_4^{2-}]}{[K_2CrO_4]}$ ⑥ $\dfrac{[Ag^+]^2[CrO_4^{2-}]}{[K_2CrO_4]}$

| 29 |, | 31 |, | 34 | および | 35 | に対する解答群

① 1.3   ② 1.8   ③ 3.0   ④ 3.2   ⑤ 3.6   ⑥ 4.5

⑦ 6.0   ⑧ 6.7   ⑨ 8.1   ⓪ 9.0   ⓐ 9.4

| 30 |, | 32 | および | 36 | に対する解答群

① －1   ② －2   ③ －3   ④ －4   ⑤ －5

⑥ －6   ⑦ －7   ⑧ －8   ⑨ －9   ⓪ 0

| 33 | に対する解答群

① 白   ② 淡黄   ③ 赤褐   ④ 青   ⑤ 黒

Ⅳ　芳香族化合物に関する次の文章中の空欄 37 ～ 51 にあてはまる最も適切なものを，それぞれの**解答群**から選び，解答欄にマークせよ。ただし同じものを何度選んでもよい。

　ベンゼンの水素原子1個をヒドロキシ基に置換した化合物Aは 37 とよばれる。化合物Aに水酸化ナトリウム水溶液を加えると，化合物Bが生成する。高温・高圧のもとで化合物Bに二酸化炭素を反応させると化合物Cが生じ，化合物Cの水溶液に 38 を作用させると，化合物Dが沈殿する。化合物Dとメタノールの混合物を，濃硫酸の存在下で加熱して得られる化合物Eは 39 とよばれる。

　ベンゼンの水素原子1個をカルボキシ基に置換した化合物Fは 40 とよばれ，防腐剤や染料の原料として用いられている。また，ベンゼンの水素原子2個をカルボキシ基に置換した化合物には3種の構造異性体が考えられるが，そのうち加熱により分子内で容易に脱水反応する化合物Gは，41 を塩基性の過マンガン酸カリウム水溶液で酸化する反応を用いて合成できる。

　ベンゼンの水素原子1個をスルホ基に置換した化合物Hは，ベンゼンに 42 を加えて加熱すると生じる。化合物Hの酸性の強さを，上述の化合物AおよびFと比較すると 43 となる。

　ベンゼンの水素原子1個をアミノ基に置換した化合物Ⅰは 44 とよばれる。化合物Ⅰは 45 に 46 を加えて還元すると生じる化合物Jに 47 を加えると反応液から遊離してくる。一方，化合物Jを希塩酸に溶かした水溶液に，氷冷しながら亜硝酸ナトリウムを加えると化合物Kが生じる。化合物Kの水溶液に化合物Bの水溶液を加えると，48 の構造をもつ化合物Lが得られる。また，化合物Kの水溶液を加熱すると，化合物Aとともに 49 が生成する。化合物Ⅰに無水酢酸を作用させると 50 とよばれる化合物Mが生成する。この化合物Mを分液ろうと中のジエチルエーテルと氷冷した水酸化ナトリウム水溶液の混合物に加え，分液ろうとを激しく振り混ぜた後に静置すると，化合物Mは 51 に多く存在する。なお，この操作での化合物Mの分解は起こらないものとする。

| 37 |, | 39 |, | 40 |, | 41 |, | 44 |, | 45 | および | 50 | に対する解答群

① アセチルサリチル酸　② アセトアニリド　③ アニリン
④ 安息香酸　⑤ o-キシレン　⑥ m-キシレン
⑦ p-キシレン　⑧ o-クレゾール　⑨ m-クレゾール
⓪ p-クレゾール　ⓐ クロロベンゼン　ⓑ サリチル酸
ⓒ サリチル酸メチル　ⓓ テレフタル酸　ⓔ トルエン
ⓕ ニトロベンゼン　ⓖ ピクリン酸　ⓗ フェノール
ⓘ ベンズアルデヒド　ⓙ ベンゼンスルホン酸

| 38 | に対する解答群

① 希塩酸　② 炭酸水　③ 水酸化ナトリウム水溶液
④ アンモニア水　⑤ フェノール　⑥ メタノール

| 42 | および | 47 | に対する解答群

① 濃硝酸　② 濃硫酸　③ 濃塩酸
④ 濃硫酸と濃硝酸　⑤ 亜硫酸水　⑥ 炭酸水
⑦ 水酸化ナトリウム水溶液　⑧ 塩化ナトリウム水溶液
⑨ 硫酸ナトリウム　⓪ リン酸ナトリウム
ⓐ 硝酸ナトリウム

| 43 | に対する解答群

① （弱）A ＜ F ＜ H（強）　② （弱）A ＜ H ＜ F（強）
③ （弱）F ＜ A ＜ H（強）　④ （弱）F ＜ H ＜ A（強）
⑤ （弱）H ＜ A ＜ F（強）　⑥ （弱）H ＜ F ＜ A（強）

| 46 | に対する解答群

① スズと濃塩酸　② 濃塩酸と濃硝酸　③ 濃硫酸とエタノール
④ 無水酢酸と濃硫酸　⑤ 鉄と塩素　⑥ 濃硫酸と濃硝酸

$\boxed{48}$　に対する解答群

① $-N=N-$ 　　② $-N^+\equiv N$ 　　③ $-NO$

④ $-NHCO-$ 　　⑤ $-NHOH$ 　　⑥ $-NH-NH-$

$\boxed{49}$　に対する解答群

① 窒素と塩素 　　② 窒素と塩化水素 　　③ 水と塩素

④ 水と塩化水素 　　⑤ 一酸化窒素と塩素 　　⑥ 一酸化窒素と塩化水素

⑦ 一酸化窒素と酸素 　　⑧ 塩素と酸素 　　⑨ 水と酸素

⓪ 塩化水素と酸素

$\boxed{51}$　に対する解答群

① 上層のジエチルエーテル層 　　② 上層の水層

③ 下層のジエチルエーテル層 　　④ 下層の水層

英　語

解答

2年度

Ⅰ

〔解答〕

[A] 1. ア　　2. ウ　　3. エ
[B] 4. ア　　5. イ　　6. ウ

〔出題者が求めたポイント〕

[A] 選択肢訳

1. ア．でも、明日のチケットならたくさんありますよ。
　 イ．しかし、同時に上映している映画は他にもあります。
　 ウ．開演までロビーでお待ちいただくことになるかもしれません。
　 エ．夕食を食べる前に帰ってきなさい。
2. ア．劇場のどこに座るか選べますか？
　 イ．3列目のすぐ後ろの席をお願いできますか？
　 ウ．スクリーン近くの席はありますか？
　 エ．最前列に座っても快適ですか？
3. ア．でも、そこで飲み物は買えますか？
　 イ．でも、スーパーの食べ物はどうですか？
　 ウ．飲み物の自動販売機はありますか？
　 エ．品揃えは豊富ですか？

[B] 選択肢訳

4. ア．色が決められないんだ
　 イ．あまり時間をかけたくないんだ
　 ウ．あまりお金をかけたくないんだ
　 エ．今まで部屋にペンキを塗ったことがないんだ
5. ア．誰かに塗ってもらったらどう？
　 イ．それなら、代わりに白を選んだらどう？
　 ウ．では、元の色をキープするのはどう？
　 エ．もう少し考える時間が欲しいの？
6. ア．それなら暗い方がベストだね。
　 イ．それは大変かもしれないね。
　 ウ．それは大きな進歩だね。
　 エ．それが私の最大の関心事だ。

〔全訳〕

[A]

A：こんばんは、ご用をお伺いしますか？
B：ええ、新作のアクション映画『炎のプレストン』のチケットを2枚いただけますか。
A：今ある席は午後11時の上映分だけです。[1]でも、明日のチケットならたくさんありますよ。
B：観るのに待ちたくないのです。レイトショーのチケットを2枚いただきます。
A：かしこまりました。座席はどこがよろしいですか？
B：目が悪いのです。[2]スクリーン近くの席はありますか？
A：はい、C列に2席あります。前から3列目です。
B：それはいいですね。スナックを買って映画に持ち込んでもいいですか？
A：はい、もちろんです。エントランスホールのフードカウンターをご利用ください。
B：[3]品揃えは豊富ですか？
A：飲み物とポップコーンだけです。いつも混んでいるので、早めに行った方が良いですよ。
B：ありがとう。ポップコーンはいいですね。

[B]

A：パット、とても忙しそうだね。どこへ行くの？
B：塗料を買いにホームセンターに行くところだよ。
A：ああ、そう。リビングにペンキを塗るって言ってたよね。
B：うん、でも[4]色が決められないんだ。
A：本当に変えたいのでなければ、今と同じ色をキープすることを勧めるよ。
B：いいんだけど、ちょっと暗いんだよね。そう思わない？
A：そうだよね。[5]それなら、代わりに白を選んだらどう？
B：それも考えていたんだけど、すぐに汚れてしまいそうだよね。
A：それは問題かもね。でも、今の新しい塗料は洗えるよ。
B：[6]それは大きな進歩だね。それに、新しい色はいい変化になるよね。
A：そうね、確かに部屋がより広く、より明るく見えるだろうね。

Ⅱ

〔解答〕

7. ウ　　8. キ　　9. カ
10. オ　　11. イ　　12. ク

〔全訳〕

　1805年、アルバニア生まれのトルコ軍将校、ムハマド・アリはエジプトの支配者になった。彼はナイル川を支配することでエジプトの勢力を拡大した。彼は強力な軍隊を作り上げて、スーダンを(7)征服した。また、自分の国を近代国家にしたいと考え、ヨーロッパ人に援助を求めた。彼の死後、エジプトの支配者たちはアリの計画を続けたが、さほど(8)成功しなかった。英国がすぐに地中海と紅海を(9)結ぶスエズ運河を支配下に置いたのだ。英国は1882年までに全エジプトを支配した。

　1922年、エジプトは限定的(10)独立を果たした。英国は運河地域を除いて1936年までに国を離れることに同意したが、第二次世界大戦が彼らの残留の長期化を(11)もたらした。エジプト人は外国の支配に(12)飽きており、その排除を願っていた。ほとんどのエジプト人は、当時の指導者であるファールーク国王がこの問題の一部だと考えていた。1952年、政府はガマール・アブドゥル・ナセル率いる陸軍将校グループによって倒された。ナセ

は、1000年以上にわたる外国支配の後、エジプトを支配した最初のエジプト人となった。

Ⅲ
〔解答〕
13. エ　　14. イ　　15. イ　　16　ウ
17. ア　　18. ア　　19. エ　　20. ウ

〔出題者が求めたポイント〕
13. no cake = none となる。
14. 比較級を強調する副詞、far が正解。
15. 付帯状況の with O C の形。their seat belts が「締められた」状態なので、過去分詞の fastened が正解。with his eyes closed や with her arms folded などと同じ。
16. difficult にかかる no matter how が正解。however とすることもできる。
17. suggest が「提案する」という意味の場合、後ろの節内の動詞は原形(仮定法現在)になる。
18. C as S V の語順になると、as は譲歩の意味になる。
19. 二者比較の場合、比較級に the がつく。
20. be expected to V「〜する予定だ」。

〔問題文訳〕
13. ジムは冷蔵庫にケーキがあると思ったが、なかった。
14. このコンピューターは、私が以前持っていたものよりはるかに優れている。
15. 機長は、飛行機が乱気流から抜けるまで、全乗客はシートベルトを締めて座席にいなければならないと言った。
16. どんなに困難な状況にあっても、私たちは最善を尽くす努力をやめるべきではありません。
17. その私立探偵は、男を警察に取り調べてもらってはどうかと提案した。
18. 奇妙に聞こえるかもしれないが、ビルは友達と遊ぶよりも勉強するのが好きだ。
19. クラス調査によると、トムはそのコースの2人の先生のうち人気がある方だ。
20. サマーセールは先月末に始まり、次の日曜日まで続く予定です。

Ⅳ
〔解答〕
21. エ　　22. エ　　23. ウ　　24. イ

〔出題者が求めたポイント〕
選択肢訳
21. 「ジョーは都会に住んでいるが、田舎での生活にあこがれている」
　ア．ジョーは都会に住んでいるが、田舎への引っ越しができるまで待たねばならない。
　イ．ジョーは都会に住んでいるけれども、しばらくは田舎に住んでいた。
　ウ．ジョーは時には田舎に住んでいることもあるが、都会にも住んでいる。

　エ．ジョーは都会に住んでいるけれど、田舎に住みたがっている。
22. 「エリは、平日の午後9時過ぎにキムに電話するほどばかではない」
　ア．エリは、キムが平日の午後9時以降に連絡をもらうことを好むと考えている。
　イ．エリは、平日の午後9時以降にキムに電話するのも悪くないと気づいている。
　ウ．エリは、平日の午後9時以降にキムと連絡を取ることが重要だと思う。
　エ．エリは、平日の午後9時以降にキムに電話してはいけないことを理解している。
23. 「太郎は引退後、絵を始めようと考えている」
　ア．太郎は引退したら、絵の収集を考えている。
　イ．太郎は退職したら、絵を描き続けるつもりだ。
　ウ．太郎は仕事を辞めたら、絵を描き始めたいと思っている。
　エ．太郎は仕事を辞めたら、絵を売りたいと思っている。
24. 「スピーチの締めくくりとして、アンは個人的な体験について話した」
　ア．アンのスピーチの結論とは別に、彼女は個人的な体験についても論じた。
　イ．スピーチを締めくくるために、アンは個人的な体験について話した。
　ウ．アンはスピーチを締めくくる代わりに、個人的な体験について話した。
　エ．アンのスピーチが終わる少し前に、彼女は個人的な経験について話した。

Ⅴ
〔解答〕
25. ウ　　26. イ　　27. イ　　28. ア　　29. イ

〔出題者が求めたポイント〕
25. nearly「ほとんど」。obviously「明らかに」。potentially「将来の実現可能性を秘めて」。reliably「確実に」。
26. bring「運ぶ」。distribute「配給する」。donate「寄付する」。transport「輸送する」。
27. function「機能」。impact「影響」。necessity「必要性」。value「価値」。
28. extensive「広範な」。noticeable「目立つ」。organized「組織された」。rare「稀な」。
29. meaning「意味」。objective「目的」。strategy「戦略」。summary「要約」。

〔問題文訳〕
25. (a) 将来発現するか、発生する能力を有して
　　(b) この新薬は、心臓病に苦しむ何百万人もの人々を救う将来的実現可能性を秘めている。
26. (a) 物を人に与えたり広めたりする
　　(b) ボランティアたちは嵐の被災者たちに水を配給するのを手伝った。

27.　(a)　ある出来事が何かに及ぼす効果または影響
　　(b)　英語教育を改善するための政府による新政策の<u>影響</u>はまだ確定していない。
28.　(a)　広範な情報を含むか、あるいはそれを扱っている
　　(b)　エリザベスの医学用語の知識は非常に<u>広範</u>だ。
29.　(a)　人が達成しようとしていること
　　(b)　このプログラムの第一の<u>目的</u>は、学生が良い仕事を得る手助けをすることです。

Ⅵ

〔解答〕

[A]　30.　エ　　31.　ア
[B]　32.　ア　　33.　エ
[C]　34.　ウ　　35.　エ
[D]　36.　カ　　37.　エ

〔出題者が求めたポイント〕

正解の英文

[A]　(This is <u>the first time</u> we <u>have met</u> in) the ten years since graduation.
[B]　Paula is too (<u>good</u> a singer <u>not</u> to be) popular among young people.
[C]　There is (little <u>chance</u> of <u>her</u> being elected a) member of the budget committee.
[D]　Linda certainly (has <u>what</u> it <u>takes</u> to be) an actress on Broadway.

Ⅶ

〔解答〕

問1　ウ　問2　ア　問3　イ　問4　ア
問5　イ　問6　エ　問7　エ、オ

〔出題者が求めたポイント〕

選択肢訳

問1
　ア．マングローブの木は当初、東南アジアに出現したと考えられたが、現在そこではほとんど見られない。
　イ．マングローブの木は、赤道から 30 度以上離れた地域によく見られる。
　ウ．マングローブの木は一般的に、ゆるやかな水流のある流域で成長する。← 第1段落最終文に一致
　エ．マングローブの木は陸上でしか育たないので、陸上の動物にとってはとても大切だ。
問2
　ア．魚はマングローブの木の根によって、普通なら彼らを食べる動物から守られている。← 第2段落第5文に一致
　イ．マングローブの木は、その根の構造ゆえに潮によって容易に破壊される。
　ウ．マングローブの木は、海と波が海岸線を洗い流すのを完全に防いでくれる。
　エ．マングローブの木を見分けるひとつの方法は、ゆるく形成された根系である。

問3
　ア．高潮によって、マングローブの森に住む生物の一部が死ぬ。
　イ．人は、マングローブの森で動物を狩ることが許可されている。← 狩猟は違法
　ウ．サンダーバンズに入る人間がマングローブの森から木材を採取する。
　エ．嵐がマングローブの森にかなりの被害をもたらした。
問4
　ア．世界最大のマングローブの森のほとんどはインドにあり、残りはバングラデシュにある。← インドとバングラデシュが逆
　イ．残念なことに、サンダーバンズ保護森への被害は、いくつかの異なる原因に由来する。
　ウ．世界最大のマングローブの森は 2 カ国にまたがっている。
　エ．サンダーバンズ保護森は二つの川の間にある。
問5
　ア．すべての人が森に入ることを禁止されることで、バングラデシュの野生生物を保護するための法律が制定された。
　イ．世界中の保護団体が、世界最大のマングローブの森を保護しようと活動している。← 第4段落第3文に一致
　ウ．1977 年までに、森林の自然保護のために 3 つの異なる地域が作られた。
　エ．森林で捕獲できる魚や動物の数を増やすために、特別な地域が作られている。
問6
　ア．サンダーバンズの保護は、その周辺の人々の生活とはほとんど関係がない。
　イ．嵐とサイクロンが、人々にとって安全な地域をサンダーバンズに生み出している。
　ウ．サンダーバンズは、地元に住む人々にあらゆる仕事を提供している。
　エ．サンダーバンズには、絶滅の危機にある動物もいる。← 第5段落第1文に一致
問7
　ア．マングローブの木は単純な構造をしているが、その森は地球にとって非常に重要である。
　イ．マングローブの木は極端な寒さに対して強い抵抗力を持っている。
　ウ．バレシュワリ川とハリンバンガ川は共にサンダーバンズの南西部に位置している。
　エ．世界中のさまざまな組織が、サンダーバンズを救おうとしている。← 第4段落第3文に一致
　オ．サンダーバンズの近くに住む人々は、森が破壊されると生活に影響を受けるだろう。← 第5段落の内容に一致
　カ．サンダーバンズは私たちにとても近い世界の一部のように思える。
　キ．想像可能なあらゆる点で、サンダーバンズは私た

ち全員に属している。

〔全訳〕

　あなたは、陸と海の両方で動物の住処となっている木のことを聞いたことがありますか？　この美しく複雑な木はマングローブと呼ばれる。マングローブの森はこの惑星の生命の重要な一部となっている。マングローブの木は東南アジアが起源だと考えられている。そこは今でも、この森のほとんどが見られる場所だ。しかし、それは地球全体で見られるが、大部分は赤道から30度以内の場所で見られる。それは凍えるような気温に耐えられない。それは主に、ゆっくりと流動する水域で成長する。

　マングローブの木の特徴は、根が密集して形成されていることだ。この根系のおかげで、樹木は日々の潮の出入りに耐えられるのだ。海岸沿いのマングローブの森は、海から陸を守る役割を果たしている。それは波や潮による浸食を減らす。それは、入り組んだ根の下部構造の中で海洋生物を捕食者から守っている。鳥も魚も、マングローブを住処と呼ぶことができるのだ。

　世界最大のマングローブの森はサンダーバン保護森と呼ばれる。サンダーバンズはバングラデシュの南西、ベンガル湾に位置している。それはバレシュワリ川とハリンバンガ川の間にある。森林の大部分はバングラデシュにあり、残りの部分はインドにある。不幸にも、この生態学的に豊かな環境には脅威が存在する。脅威は自然と人間の両方である。サイクロンと高潮のせいで、森林の樹木とそこにいる種の一部が犠牲になっている。人間は、違法に狩猟をし、農業を営み、そして森林から木材を収集している。

　人間の脅威から森林を守るために、1977年に野生生物保護区が設立され、バングラデシュ野生生物保護法によって森林への不法侵入、漁業、狩猟を規制しているほか、世界中の団体がサンダーバンズとその住民の保護に取り組んでいる。世界自然保護基金、国立動物公園、スミソニアン協会は、野生生物の保護と管理プログラムに取り組んでいる。

　この環境の保護は、絶滅の危機に瀕している動物種だけでなく、その近くに住む人間にとっても重要である。サンダーバンズはサイクロン、高潮、その他の嵐に対する安全地帯を提供する。サンダーバンズはまたいくつかの地域的な仕事を提供する。サンダーバンズとその住民は、私たちの世界の遠く離れた場所にいるように見えるが、実際にはあなたが思っているよりも近いのだ。サンダーバンズは、ある意味で、私たち全員のものだ。サンダーバンズはユネスコの世界遺産である。

化 学

解 答

2年度

I

〔解答〕

1	ⓑ		2	⑤		3	③
4	②		5	⑧			
6	ⓓ		7	ⓑ			
8	②						
9	⓪						
10	⑥						

〔出題者が求めたポイント〕

周期表，同素体，電子親和力，イオン化エネルギー，面心立方格子，電子式

〔解答のプロセス〕

原子ア：C，原子イ：He，原子ウ：H，原子エ：Be，
原子オ：Al，原子カ：Na，原子キ：P，原子ク：Cl

1 ～ 3 　同素体は S, C, O, P の単体に存在し，ダイヤモンドと黒鉛の結晶構造は次のようになる。

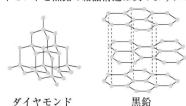

ダイヤモンド　　　　黒鉛

　ダイヤモンドは価電子4つをすべて結合に使用しているが，黒鉛は3つしか結合に使用していない。つまり，自由電子が存在するのは黒鉛のみで，電気を導くのは黒鉛だけである。

4 ， 5 　原子から最外殻電子1個を取り，1価の陽イオンにするのに必要なエネルギーをイオン化エネルギーという。イオン化エネルギーが大きいほど，電子を取りづらくなるので，陽イオンになりにくい。原子が電子1個を受け取り，1価の陰イオンになるときに放出されるエネルギーを電子親和力という。電子親和力が大きいほど，電子を受け取りやすいため，陰イオンになりやすい。

6 ， 7 　原子1mol(6.0×10^{23} 個)あたりの質量が M〔g〕であるので，単位格子中(原子4個)の質量は，

$$\frac{M}{6.0 \times 10^{23}} \times 4 \,〔\mathrm{g}〕$$

1nm $= 10^{-7}$ cm なので体積は，

$$(L \times 10^{-7})^3 ≒ L^3 \times 10^{-21} \,\mathrm{cm}^3$$

よって求める密度は，

$$\frac{\dfrac{M}{6.0 \times 10^{23}} \times 4}{L^3 \times 10^{-21}} = \frac{2M}{3L^3} \times 10^{-2} \,〔\mathrm{g/cm^3}〕$$

9 　電子式は次のようになる。非共有電子対は P に1組，各 Cl に3組ずつある。

:Cl:
:Cl:P:Cl:

10 　アルカリ金属の性質である。

II

〔解答〕

11	①			
12	④		13	②
14	⑤		15	②
16	③			
17	⑥			
18	②			
19	③			
20	④			
21	②			
22	①			
23	②			
24	⑥			

〔出題者が求めたポイント〕

反応速度，反応速度定数，化学平衡，アレニウスの式

〔解答のプロセス〕

11 　時間経過とともに [X] が小さくなるため，反応速度も小さくなる。

12 ， 13

$$-\frac{0.920 - 1.000}{2.00 - 0} = 0.0400 \,\mathrm{mol/(L \cdot s)}$$

14 ， 15 　$0.0400 = k_X \times 0.960$ より，
$k_X = 0.042$

17 　平衡状態(t 秒後)では，$v_A = v_B$ が成立しているので，$k_A[A] = k_B[B]$
つまり，$k_A[A] = 0.250 k_A[B]$ が成立している。

22 　横軸は絶対温度の逆数をとっている。そのため絶対温度が高いほど，その逆数の $\dfrac{1}{T}$ の値は小さくなる。

23 　300 K での $\log_e k$ の大小関係は反応ウ＞反応オ＞反応エとなる。底 e は1より大きいので k の大小関係も反応ウ＞反応オ＞反応エとなる。

24 　(a)式より，図Ⅱの直線の傾きは，$-\dfrac{E_a}{R}$ をあらわす。

傾きの大小関係は，反応ウ＞反応エ＞反応オ。R は気体定数で一定なので，この大小関係は $-E_a$ の大小関係と一致する。よって活性化エネルギーの大小関係は，反応オ＞反応エ＞反応ウ。

III

〔解答〕

25	②
26	①
27	④

28	③		
29	⓪	30	⑨
31	①	32	⑤
33	③		
34	④		
35	ⓐ	36	①

〔出題者が求めたポイント〕

共通イオン効果，溶解度積，モール法（沈殿滴定）

〔解答のプロセス〕

25 , 26 　共通イオン効果により，Cl⁻ を加えると，[Cl⁻]が増加し，(a)の溶解平衡が左向きに移動することで AgCl が沈殿する。

27 　溶解度積が小さい順に沈殿が生じる。

28 　Ag_2CrO_4 は固体なので濃度は一定とみなすことができる。

29 , 30 　沈殿が生じ始めるときは，溶解度積が成り立つので，$[Ag^+]=x$〔mol/L〕とおくと，次の式が成り立つ。

$$K_{sp}=[Ag^+][Cl^-]=x\times2.0\times10^{-2}$$
$$=1.8\times10^{-10}$$
$$x=9.0\times10^{-9}\,mol/L$$

31 , 32 　$[Ag^+]=x$〔mol/L〕とおくと，次の式が成り立つ。

$$K_{sp}=[Ag^+]^2[CrO_4{}^{2-}]=x^2\times2.0\times10^{-2}$$
$$=3.6\times10^{-12}$$
$$x^2=180\times10^{-12}\,mol/L$$
$$x=6\sqrt{5}\times10^{-6}=13.38\times10^{-6}\,mol/L$$

34 　Cl⁻ がすべて AgNO₃ と反応し終わると，それ以後加えた AgNO₃ は $CrO_4{}^{2-}$ と反応し，赤褐色沈殿を生じる。「水溶液に含まれていた Cl⁻ の物質量＝滴下した Ag⁺ の物質量」の式が成り立つので，希釈前のしょう油中に含まれていた[Cl⁻]＝x〔mol/L〕とおくと

$$x\times\frac{\frac{10}{1000}}{1}\times\frac{10}{1000}=2.0\times10^{-2}\times\frac{16.0}{1000}$$
$$x=3.2\,mol/L$$

35 , 36 　5.0mL に含まれる Cl⁻ の物質量は，

$$3.2\times\frac{5.0}{1000}=1.6\times10^{-2}\,mol$$

NaCl の物質量も同様の物質量なので，NaCl の質量は，

$$1.6\times10^{-2}\times58.5=0.936\,g$$

Ⅳ

〔解答〕

37	ⓗ
38	①
39	ⓒ
40	④
41	⑤
42	②

43	①
44	③
45	ⓕ
46	①
47	⑦
48	①
49	②
50	②
51	①

〔出題者が求めたポイント〕

有機化合物の反応（エステル化，スルホン化，酸化，ジアゾ化，カップリング）

〔解答のプロセス〕

38 　カルボン酸よりも強い酸を加えることで弱酸が遊離する。

ナトリウムフェノキシド　化合物B　→ サリチル酸ナトリウム　化合物C　→ サリチル酸　化合物D

39 　サリチル酸にメタノールと少量の濃硫酸（触媒）を作用させると，エステル化が起こる。

サリチル酸　化合物D ＋ H-OCH₃ メタノール → サリチル酸メチル　化合物E ＋ H_2O

41 　フタル酸を加熱すると，分子内の2個のカルボキシ基から水1分子がとれて，酸無水物の無水フタル酸が得られる。

フタル酸　化合物G → 無水フタル酸 ＋ H_2O

ベンゼン環に結合した炭化水素基は酸化されると，炭素数に関係なくカルボキシ基に変化する。よって，o-キシレンを酸化するとフタル酸が得られる。

o-キシレン → フタル酸　化合物G

42

＋ HO-SO₃H 硫酸 → ベンゼンスルホン酸　化合物H ＋ H_2O

43

酸性の強弱は，スルホン酸＞カルボン酸＞炭酸＞フェノール類である。

44 ～ **47**

アニリンの製法

ニトロベンゼンをスズ（または鉄）と濃塩酸で還元し，アニリン塩酸塩とする。アニリン塩酸塩に水酸化ナトリウム水溶液を加え，アニリンを遊離する。

48　アニリンの希塩酸溶液を氷冷しながら，亜硝酸ナトリウム水溶液を加えると，塩化ベンゼンジアゾニウムが得られる

塩化ベンゼンジアゾニウムの水溶液にナトリウムフェノキシドの水溶液を加えると，橙赤色の*p*-ヒドロキシアゾベンゼン（*p*-フェニルアゾフェノール）が生成する。

49　塩化ベンゼンジアゾニウムは低温では安定に存在するが，温度が上がると次のように加水分解をしてしまう。

50 , **51**

アセトアニリドは中性の化合物なので，エーテル層に残る。また，ジエチルエーテルの密度は水よりも小さいので上層にくる。

平成31年度

問 題 と 解 答

英 語

問題

(60分)

31年度

11月 17日試験

Ⅰ 次の対話文の空所に入れるのに最も適当なものを，それぞれア〜エから一つ選べ。

〔A〕

A： The homework from our history class was really hard. I couldn't finish it.

B： Really? I didn't think it was so difficult. What was the problem?

A： ___1___

B： Why didn't you search the Internet? You should be able to find the exact day and month of when they happened.

A： I'm not very good at using a computer, and honestly, I'm also having trouble understanding some of the main issues we've been discussing in class.

B： ___2___

A： Would you really? That would be very nice of you. Could we start on Friday?

B： Sure, no problem. It'll be good for me, too. Let's meet at 3 p.m. at the library.

A： Is there anything I need to prepare?

B： ___3___

A： OK, I can do that. In fact, I can bring two since my brother took the course last year. I didn't know that, so now I have an extra copy!

1．ア．I couldn't remember the names of so many influential people.

　　イ．I wasn't able to recall the dates of certain important events.

　　ウ．There wasn't enough time to check the president's name.

　　エ．Understanding 19th century French politics wasn't easy for me.

2．ア．Do you want me to email you my class notes?

　　イ．I can give you the answers right now.

　　ウ．Shall I call the teacher and ask for help?

　　エ．We should study together, and I can help you.

3．ア．Can you prepare a presentation about a class topic?

　　イ．Make sure to have your course textbook with you.

　　ウ．Please review the main events we've discussed in class.

　　エ．Would you bring your laptop computer, please?

〔B〕

A：What did you think of our group presentation this morning?

B：I thought it was great! Congratulations!

A：Thanks a lot. But, _____4_____ .

B：Yes, I noticed your group left the stage five minutes early.

A：A member of ours was absent, so we didn't do that part of the presentation.

B：It was still fantastic. You always give impressive presentations. How do you do it? I get really nervous when I give a presentation.

A：Well, to give a good presentation, _____5_____ .

B：That's great advice. So, next time I'll be sure to ask my family to watch me a few times.

A：That would certainly be a good idea.

B：_____6_____

A：Yes, by doing that, you appear more confident since you are looking directly at different faces in the audience.

B：Thanks a lot for your help!

4．ア．our group was very late in arriving

   イ．the presentation went over the time limit

   ウ．we finished it a little too quickly

   エ．we were delayed in starting it

5．ア．I would recommend writing it all on paper

   イ．the best advice is to sleep well the night before

   ウ．you had better ask your teacher for help

   エ．you should first practice in front of people

6．ア．Do I need to look at my slides carefully?

   イ．Should I also make lots of eye contact?

   ウ．Should I be watching other presentations?

   エ．Would it be a good idea to speak loudly?

Ⅱ．次の英文の空所に入れるのに最も適当な語を，ア～クから選べ。ただし，同じものを繰り返し用いてはならない。

Heart disease is the world's leading cause of death. Each year over one million people suffer from heart attacks and of this number over 700,000 (7). Reducing deaths from heart disease will require (8) in the way people live.

One of the main causes of heart disease is a lack of good eating (9). People should eat more fish, whole grains, vegetables, vegetable oils and nuts, and reduce the amount of salt and trans fats in their diets.

Lack of exercise is also another (10) factor. In order to keep a healthy (11), exercising at least thirty minutes on most days is effective, and it can reduce stress, too.

There is no (12) cause of heart disease, but how you eat is very important. According to researchers, eating a small amount of chocolate can help people reduce the risk of heart disease. They recommend eating around 50 grams of dark chocolate each day.

ア．changes	イ．die	ウ．habits	エ．illnesses
オ．rapid	カ．risk	キ．single	ク．weight

Ⅲ   次の各英文の空所に入れるのに最も適当な語句を，ア～エから一つ選べ。

13. The instructions were so (   ) that I was not able to get to the hotel.
  ア. confuse   イ. confused   ウ. confusing   エ. to confuse

14. These days, a great interest (   ) in the research on artificial intelligence.
  ア. has taken   イ. is taken   ウ. takes   エ. took

15. Susan hardly had any money, (   ) did she have the time to travel abroad.
  ア. either   イ. never   ウ. nor   エ. or

16. Almost everybody in the town (   ) around to see the famous actor.
  ア. gathering   イ. to gather
  ウ. was gathered   エ. were gathered

17. Some people have a fear of dolls and imagine their (   ) during the night.
  ア. move   イ. moved   ウ. moving   エ. to move

18. Tim did not even meet John, (   ) speak to him.
  ア. much less   イ. much less than
  ウ. much more   エ. much more than

19. The contract was not concluded particularly because a couple of conditions (   ).

ア. did not meet
イ. had not met
ウ. were not met
エ. would not been met

20. There was no reply from Sally; therefore, I thought that she (   ) for the party.

ア. had left
イ. has to leave
ウ. is going to leave
エ. will have left

（次ページに続く）

Ⅳ　次の各英文の意味に最も近いものを，ア〜エから一つ選べ。

21. Tom likes to eat dinner with his friends now and then.

ア．At this moment, Tom is enjoying dinner together with his friends.

イ．Today and next week Tom wants to eat dinner with his friends.

ウ．Tom enjoys having dinner with his friends occasionally.

エ．Tom likes to eat dinner with his friends every week.

22. Tina has not made up her mind whether to travel to Europe this summer.

ア．A trip to Europe this summer would not be possible for Tina.

イ．Regarding this summer's trip to Europe, Tina will certainly not go.

ウ．Tina has decided it would be a bad idea to go to Europe this summer.

エ．Tina has not decided yet if she will go to Europe this summer.

23. Ann took part in the market survey for the new product.

ア．Ann resigned as being an organizer of the new product market survey.

イ．Ann was a participant in the new product market survey.

ウ．During the market survey, Ann became interested in the new product.

エ．For the new product, Ann had a role in creating the market survey.

24. Frank pulled out of the tennis tournament because of an emergency.

ア. An emergency made Frank leave home early to get to the tennis tournament.

イ. Because of an emergency, Frank arrived late to the tennis tournament.

ウ. Frank left quickly after the tennis tournament finished because of an emergency.

エ. Since there was an emergency, Frank withdrew from the tennis tournament.

（次ページに続く）

Ⅴ　次の（a）に示される意味を持ち，かつ（b）の英文の空所に入れるのに最も適した語を，それぞれア～エから一つ選べ。

25. （a）to fall suddenly because of pressure
　　（b）The weight of the snow made the roof of the house （　　　）.
　　　　ア．burst　　　イ．collapse　　　ウ．destroy　　　エ．injure

26. （a）a person or animal that lives in a particular place
　　（b）Cristina is a local （　　　） of a region famous for coffee.
　　　　ア．civilian　　　イ．human　　　ウ．inhabitant　　　エ．migrant

27. （a）to gradually become less, lower, or worse
　　（b）The weak economy has caused company profits to （　　　） for two years.
　　　　ア．decline　　　イ．fail　　　ウ．shift　　　エ．vanish

28. （a）showing or expressing thanks to another person
　　（b）David was very （　　　） to his colleague for helping him at work.
　　　　ア．beneficial　　　イ．grateful　　　ウ．joyous　　　エ．thoughtful

29. （a）the law or laws made
　　（b）The government's new （　　　） will improve services for the elderly.
　　　　ア．judgment　　　イ．legislation　　　ウ．principle　　　エ．solution

VI　次の [A]〜[D] の日本文に合うように，空所にそれぞれア〜カの適当な語句を
　　入れ，英文を完成させよ。解答は番号で指定された空所に入れるもののみをマーク
　　せよ。

[A]　このキノコには毒があるので食べてはいけない。

　　　We（　30　）（　　）（　　）（　31　）（　　）（　　）it is poisonous.

　　　　　ア．are　　　　　　イ．because　　　　ウ．eat

　　　　　エ．not　　　　　　オ．this mushroom　カ．to

[B]　彼女は相手の感情を傷つけることなく自分が望むことを人にしてもらう術を
　　知っている。

　　　She　knows（　　）（　32　）（　　）（　　）（　33　）（　　）she
　　wants without hurting their feelings.

　　　　　ア．do　　　　　　　イ．making　　　　ウ．of

　　　　　エ．people　　　　　オ．the art　　　　カ．what

[C]　一般には金閣寺として知られる寺は，地元の人には鹿苑寺として知られる。

　　　The　temple（　34　）（　　）（　　）（　　）（　35　）（　　）
　　Rokuonji.

　　　　　ア．as　　　　　　　イ．as Kinkakuji　　ウ．familiarly known

　　　　　エ．is　　　　　　　オ．known to　　　　カ．locals

[D]　彼がコンサートの前に健康を取り戻せるかどうかは誰にも分からない。

　　　No　one　knows（　　）（　36　）（　　）（　　）（　37　）（　　）his
　　health before the concert.

　　　　　ア．he　　　　　　　イ．not　　　　　　ウ．or

　　　　　エ．recover　　　　　オ．whether　　　　カ．will

VII 次の英文を読み，あとの問いに答えよ。

Attitudes about expressing anger vary from culture to culture. In some cultures, almost any sign of anger is inappropriate. In others, people use anger as a way of extending relationships. The differences in attitudes about anger can cause a lot of cross-cultural miscommunication. For example, anthropologist Jean Briggs spent 17 months as the adopted daughter of an Utku Eskimo family. During this time, she discovered if she expressed anger in a way that was appropriate in the United States, the Eskimos thought that she was childish.

The Utku are just one example of a culture that dislikes signs of anger. Finnish people also believe that expressions of anger show a lack of self-control. This attitude can make them seem very peaceful. For example, road rage is a problem in many countries, but not in Finland. There, experts say, a car accident does not make people angry. The drivers politely exchange information and then go on.

Such behavior would not happen in the United States where expressing anger is accepted—even expected. The problem occurs when people from cultures where anger is acceptable visit countries where it is not. For example, if an American visiting England complained in a tone of voice that would be effective at home, no one would pay attention. They would see him as just another impolite American. This is because (40) the English usually avoid showing anger unless the situation is extremely serious.

Avoidance of public anger is also common in China and Japan. In both of these cultures, the expression of anger is unacceptable and destructive. This attitude is very different from the one in the United States, where many people believe that not expressing anger can lead to depression, alcoholism, or even violence. In countries that don't express anger, most people would think this idea was ridiculous.

However, in some other cultures, anger is more lightly received and forgotten than in the United States. Americans traveling in the Middle East or some Mediterranean countries are often surprised by the amount of anger they see and hear. They do not realize that people in these countries express their anger and then forget it. Even the people who are on the receiving end of the anger usually do not remember it for long. In fact, in these cultures, fierce arguments and confrontation can be positive signs of friendliness and engagement. Here, again, is a good deal of opportunity for misunderstanding and resentment between cultures.

問1　本文の第1段落の内容に合うものとして最も適当なものを，ア～エから一つ選べ。(38)

ア．People in some cultures think that anger is helpful in developing personal relationships.

イ．Showing anger is considered to be a reasonable type of behavior in any culture.

ウ．The Eskimo family viewed the anthropologist's anger as proper and mature.

エ．While every culture is different, the feelings that people have about anger are always the same.

問2　本文の第2段落の内容に合うものとして最も適当なものを，ア～エから一つ選べ。(39)

　ア．Even if they are involved in a traffic accident, people in Finland do not express anger.

　イ．In Finland, automobile accidents are the cause of arguments between people.

　ウ．In Finland, people want to avoid getting in arguments, so they do not have car accidents.

　エ．Road rage is a big problem in Finland as it is in many other countries.

問3　下線部(40)の内容として最も適当なものを，ア～エから一つ選べ。

　ア．Americans consider showing anger an acceptable way of behaving.

　イ．For the English, the American way of showing anger is not polite.

　ウ．Most Americans would try not to show anger when they are in England.

　エ．Rarely do Americans regard anger as an appropriate form of behavior.

問4 本文の第3段落の内容に<u>合わないもの</u>を，ア〜エから一つ選べ。(41)

ア．A person from one culture visiting another would not have difficulties due to their differing ideas about anger.

イ．In the case of an extremely serious situation, English people would be more likely to express their anger.

ウ．In the United States, it is not uncommon for people to demonstrate their anger in public.

エ．The English and Americans have different views about expressing public anger.

問5 本文の第4段落の内容に合うものとして最も適当なものを，ア〜エから一つ選べ。(42)

ア．Americans believe that depression results from expressing their anger.

イ．In China, it is believed that expressing anger can be advantageous.

ウ．Many Japanese think that a person who gets angry in front of other people may damage people or things.

エ．Most Japanese think it makes sense that not expressing anger could lead to alcoholism.

問6　本文の第5段落の内容に合わないものを，ア〜エから一つ選べ。(43)

ア．Compared with Americans, those from the Middle East do not react to anger very seriously.

イ．Expressing anger is a sign of having good relationships in some countries.

ウ．People in Mediterranean countries are likely to disapprove of people who get angry in public.

エ．The way in which anger is expressed may cause misunderstanding between people of different countries.

問7　本文の内容と合うものを，ア〜キから二つ選び，(44)と(45)に一つずつマークせよ。ただし，マークする記号（ア，イ，ウ，...）の順序は問わない。

ア．People in most countries share the same opinion about when it is appropriate to show anger in public.

イ．People in an Eskimo tribe believe that getting angry is inappropriate for a mature adult.

ウ．People in Finland think those who display anger are in complete control of themselves.

エ．English people are accustomed to showing their anger in all situations.

オ．Japanese and Chinese cultures do not share the same belief when it comes to showing anger.

カ．Americans who travel to the Middle East would seldom be surprised to see how much people display anger.

キ．Mediterranean people frequently show their anger in public, but they may do so to express their friendship.

（以 下 余 白）

化　学

問題
（60分）

11月17日試験

Ⅰ　ハロゲンの単体A～Dに関する次の文章中の空欄 ┃ 1 ┃ ～ ┃ 12 ┃ にあてはまる最も適切なものを，それぞれの**解答群**から選び，解答欄にマークせよ。ただし，同じものを何度選んでもよい。

　ハロゲンの単体のうち，AとBは水に少し溶ける。水溶液中のBは，その一部が水と反応して ┃ 1 ┃ と ┃ 2 ┃ を生じている。┃ 1 ┃ は酸化作用が強いので，Bの水溶液は漂白剤や殺菌剤に用いられる。┃ 2 ┃ を実験室で発生させるには，┃ 3 ┃ 。単体Aの水溶液をフェノールの水溶液に十分に加えると白色沈殿を生じる。単体Cは水と激しく反応して ┃ 4 ┃ と ┃ 5 ┃ を生じる。┃ 4 ┃ には二酸化ケイ素やガラスを溶かす性質がある。┃ 5 ┃ を実験室で発生させるには，┃ 6 ┃ 。単体Dは水にほとんど溶けないが，┃ 7 ┃ の水溶液には ┃ 8 ┃ となって溶け，褐色の水溶液となる。この水溶液は消毒剤に用いられる。

　ハロゲンの単体には酸化作用がある。例えば，加熱した銅にBを反応させると，反応の前後で銅の酸化数は ┃ 9 ┃ から ┃ 10 ┃ に変化する。また，ハロゲンの単体の酸化力の強さには差があり，┃ 11 ┃ イオンを含む水溶液にBを通じるとAが遊離する。単体B～Dを酸化力の強い順に並べると ┃ 12 ┃ となる。

┃ 1 ┃ ， ┃ 2 ┃ ， ┃ 4 ┃ ， ┃ 5 ┃ および ┃ 7 ┃ に対する解答群

① HF	② HCl	③ HBr	④ HI	⑤ H_2
⑥ HClO	⑦ HBrO	⑧ HIO	⑨ $HClO_3$	⓪ $HBrO_3$
ⓐ HIO_3	ⓑ H_2O_2	ⓒ O_2	ⓓ O_3	ⓔ KF
ⓕ NaCl	ⓖ NaBr	ⓗ KI		

　3　および　6　に対する解答群

①　ホタル石に濃硫酸を加えて加熱する

②　塩素酸カリウムに酸化マンガン(Ⅳ)を加えて加熱する

③　臭化ナトリウムに濃硫酸を加えて加熱する

④　硫化鉄(Ⅱ)に塩酸を加える

⑤　高度さらし粉に希塩酸を加える

⑥　塩化ナトリウムに濃硫酸を加えて加熱する

⑦　ヨウ化カリウム水溶液に硫酸酸性の過マンガン酸カリウム水溶液を加える

⑧　酸化マンガン(Ⅳ)に濃塩酸を加えて加熱する

⑨　銅に濃硝酸を加える

⓪　ギ酸に濃硫酸を加えて加熱する

　8　に対する解答群

①　F^-　　　②　HF_2^-　　　③　FO^-　　　④　Cl^-　　　⑤　ClO^-　　　⑥　ClO_3^-

⑦　Br^-　　　⑧　BrO^-　　　⑨　BrO_3^-　　　⓪　I^-　　　ⓐ　I_3^-　　　ⓑ　IO_4^-

　9　および　10　に対する解答群

①　-4　　　　②　-3　　　　③　-2　　　　④　-1　　　　⑤　0

⑥　$+1$　　　　⑦　$+2$　　　　⑧　$+3$　　　　⑨　$+4$

　11　に対する解答群

①　フッ化物　　　　②　塩化物　　　　③　臭化物　　　　④　ヨウ化物

　12　に対する解答群

①　$B > C > D$　　　　②　$B > D > C$　　　　③　$C > B > D$

④　$C > D > B$　　　　⑤　$D > B > C$　　　　⑥　$D > C > B$

Ⅱ　次の文章(1)〜(3)中の空欄　13　〜　29　にあてはまる最も適切なものを，それぞれの**解答群**から選び，解答欄にマークせよ。ただし，同じものを何度選んでもよい。

(1) 不純物として1%の塩化ナトリウム NaCl を含む硝酸カリウム KNO_3 100 g を，60℃に加熱した水に完全に溶解し，20℃まで冷却して純粋な KNO_3 を取り出したい。このとき，最低限必要になる水の質量は　13　g で，得られる純粋な KNO_3 の質量は　14　g である。また，析出した結晶をろ過して取り除き，ろ液を0℃まで冷却するとき　15　。なお，NaCl および KNO_3 の各温度における溶解度は表Ⅱ−1のとおりとする。

表Ⅱ−1　NaCl および KNO_3 の溶解度〔g/100 g 水〕

	0℃	20℃	60℃
NaCl	38	38	39
KNO_3	13	32	110

(2) 図Ⅱ−1は希薄溶液と純溶媒の冷却曲線である。希薄溶液の凝固点は　16　で，純溶媒の凝固点は　17　である。曲線上の点 a〜点 i のうち，純溶媒の過冷却の状態は点　18　〜点　19　で，このときの純溶媒の状態は　20　。また，希薄溶液が凝固しはじめるのは点　21　であり，さらに冷却し続けると点　22　で完全に固体になる。過冷却の状態を脱してから点　22　までは，希薄溶液の　23　。

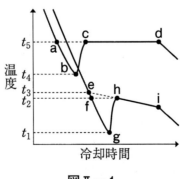

図Ⅱ−1

(3)　塩化鉄(Ⅲ) $FeCl_3$ 水溶液を沸騰水に加えると，赤褐色の水酸化鉄(Ⅲ) $Fe(OH)_3$ の
コロイド溶液が得られる。このコロイド溶液に横から強い光を当てると，光の進路が
輝いて見える。これは $\boxed{24}$ とよばれ，$\boxed{25}$ や $\boxed{26}$ の水溶液でも見
られる。$Fe(OH)_3$ のコロイド溶液を U 字管にとり，両端に電極を挿し込み直流電圧
を加えると，$\boxed{27}$ によりコロイド粒子は陰極側に移動する。また，$Fe(OH)_3$
のコロイド溶液に少量の電解質を加えると $\boxed{28}$ により沈殿が生成する。
$Fe(OH)_3$ のコロイド粒子を沈殿させるのに，最も少ない物質量でよい電解質は，塩
化ナトリウム $NaCl$，硝酸カルシウム $Ca(NO_3)_2$，硫酸アルミニウム $Al_2(SO_4)_3$ およ
びリン酸カリウム K_3PO_4 のうち，$\boxed{29}$ である。

$\boxed{13}$ および $\boxed{14}$ に対する解答群

① 30	② 35	③ 40	④ 45	⑤ 50
⑥ 55	⑦ 60	⑧ 65	⑨ 70	⓪ 75
ⓐ 80	ⓑ 85	ⓒ 90	ⓓ 95	ⓔ 100
ⓕ 105	ⓖ 110	ⓗ 115	ⓘ 120	

$\boxed{15}$ に対する解答群

①　KNO_3 の結晶のみが析出する
②　$NaCl$ の結晶のみが析出する
③　KNO_3 と $NaCl$ の両方の結晶が析出する
④　KNO_3 と $NaCl$ の両方とも結晶として析出しない
⑤　水溶液が凍結する

$\boxed{16}$ および $\boxed{17}$ に対する解答群

① t_1	② t_2	③ t_3	④ t_4	⑤ t_5

$\boxed{18}$，$\boxed{19}$，$\boxed{21}$ および $\boxed{22}$ に対する解答群

① a	② b	③ c	④ d	⑤ e
⑥ f	⑦ g	⑧ h	⑨ i	

| 20 | に対する解答群

① 液体のままである

② 完全に固体になっている

③ 固体と液体が共存していて，温度は一定に保たれている

④ 固体と液体が共存していて，温度は徐々に低下している

⑤ 固体と液体が共存していて，温度は徐々に上昇している

| 23 | に対する解答群

① 溶質が先に析出するため，溶液の濃度はしだいに薄くなる

② 溶質が先に析出するため，溶液の濃度はしだいに濃くなる

③ 溶媒が先に凝固するため，溶液の濃度はしだいに薄くなる

④ 溶媒が先に凝固するため，溶液の濃度はしだいに濃くなる

⑤ 溶質の析出と溶媒の凝固が同じ比率で起こるため，溶液の濃度は一定に保たれている

| 24 | ， | 27 | および | 28 | に対する解答群

① 塩 析	② 凝 析	③ 浸 透
④ チンダル現象	⑤ 電気泳動	⑥ 透 析
⑦ ブラウン運動	⑧ 分 散	⑨ ミセル化

| 25 | および | 26 | に対する解答群

| ① 塩化ナトリウム | ② スクロース | ③ セッケン |
| ④ デンプン | ⑤ 硫酸銅(Ⅱ) | ⑥ 二クロム酸カリウム |

| 29 | に対する解答群

| ① $NaCl$ | ② $Ca(NO_3)_2$ | ③ $Al_2(SO_4)_3$ | ④ K_3PO_4 |

Ⅲ　次の文章中の空欄　| 30 |　〜　| 41 |　にあてはまる最も適切なものを，それぞれの**解答群**から選び，解答欄にマークせよ。ただし，同じものを何度選んでもよい。また，原子量は $H = 1.00$，$C = 12.0$，$O = 16.0$，$Na = 23.0$ とする。なお，酢酸の電離定数 $K_a = 2.7 \times 10^{-5}$ mol/L，$\log_{10} 2.0 = 0.30$，$\log_{10} 2.7 = 0.43$，$\log_{10} 3.0 = 0.48$ とする。

　0.20 mol/L の酢酸 CH_3COOH 水溶液 A 200 mL と 0.20 mol/L の酢酸ナトリウム CH_3COONa 水溶液 B 200 mL について考える。水溶液 A 中の CH_3COOH は式(1)の電離平衡の状態である。このときの水素イオンの濃度 $[H^+]$ を x mol/L とすると，CH_3COOH の濃度 $[CH_3COOH]$ は　| 30 |　mol/L と表すことができ，水溶液 A 200 mL 中には，式(1)から酢酸イオン CH_3COO^- は　| 31 |　mol 生成していることになる。

$$CH_3COOH \rightleftharpoons CH_3COO^- + H^+ \qquad (1)$$

　一方，水溶液 B 中では，CH_3COONa は式(2)のように完全に電離しているとみなすことができ，ナトリウムイオンの濃度 $[Na^+]$ は　| 32 |　mol/L である。

$$CH_3COONa \longrightarrow CH_3COO^- + Na^+ \qquad (2)$$

　ここで，水溶液 A 200 mL と水溶液 B 200 mL を混合した混合溶液 C 400 mL 中の酢酸イオンの濃度 $[CH_3COO^-]$ は，　| 33 |　mol/L となるが，混合溶液 C 中には，多量の CH_3COO^- が存在しているために，式(1)の電離平衡は左辺の方向に移動し，新しい平衡状態に達すると考えられる。このように平衡が移動する方向に関する原理は，| 34 |　によって提唱された。

　混合溶液 C 中の新しい平衡状態では，$[H^+]$ はきわめて小さくなり，ほぼ無視できる。また，酢酸 CH_3COOH の電離定数 K_a は，　| 35 |　と表すことができるが，CH_3COONa が加わったときにも成立する。したがって，混合溶液 C 中の $[H^+]$ は　| 36 |　$\times 10^{\boxed{37}}$ mol/L，pH は　| 38 |　となる。次に，混合溶液 C 400 mL に 5.0 mol/L の塩酸 HCl を 4.0 mL 加えたときの pH の変化を考える。混合後の水溶液の体積を v L とすると，加えた HCl は CH_3COO^- と反応するので，$[CH_3COOH]$ は　| 39 |　mol/L だけ増え，$[CH_3COO^-]$ は　| 39 |　mol/L だけ減少し，pH は　| 40 |　となる。

　なお，ヒトの血液は，二酸化炭素と炭酸水素イオンによって，細胞内はリン酸水素イ

オンとリン酸二水素イオンによって，その pH がほぼ一定に保たれており，これを 41 という。

30 ， 31 および 33 に対する解答群

① $0.1+x$　② $0.1+0.5x$　③ $0.1-x$　④ $0.1-0.5x$　⑤ $0.1x$

⑥ $0.2+x$　⑦ $0.2+0.5x$　⑧ $0.2-x$　⑨ $0.2-0.5x$　⓪ $0.2x$

ⓐ $0.4+x$　ⓑ $0.4+0.5x$　ⓒ $0.4-x$　ⓓ $0.4-0.5x$　ⓔ $0.4x$

ⓕ $0.5+x$　ⓖ $0.5+0.5x$　ⓗ $0.5-x$　ⓘ $0.5-0.5x$　ⓙ $0.5x$

32 に対する解答群

① 0.01　② 0.02　③ 0.03　④ 0.04　⑤ 0.05

⑥ 0.1　⑦ 0.2　⑧ 0.3　⑨ 0.4　⓪ 0.5

34 に対する解答群

① アボガドロ　② アレニウス　③ ウェーラー　④ シャルル

⑤ ダニエル　⑥ ドルトン　⑦ ファラデー　⑧ ヘンリー

⑨ ボイル　⓪ ラウール　ⓐ ルシャトリエ　ⓑ レイリー

35 に対する解答群

① $\dfrac{[CH_3COO^-][H^+]}{[CH_3COOH]}$　② $\dfrac{[CH_3COOH][H^+]}{[CH_3COO^-]}$　③ $\dfrac{[CH_3COO^-]}{[CH_3COOH][H^+]}$

④ $\dfrac{[CH_3COOH]}{[CH_3COO^-][H^+]}$　⑤ $\dfrac{[CH_3COO^-][Na^+]}{[CH_3COOH]}$　⑥ $\dfrac{[CH_3COOH][Na^+]}{[CH_3COO^-]}$

⑦ $\dfrac{[CH_3COO^-]}{[CH_3COOH][Na^+]}$　⑧ $\dfrac{[CH_3COOH]}{[CH_3COO^-][Na^+]}$

36 に対する解答群

① 1.4　② 1.7　③ 2.0　④ 2.4　⑤ 2.7

⑥ 3.0　⑦ 3.5　⑧ 4.2　⑨ 4.8　⓪ 5.3

| 37 | に対する解答群

| ① | − 1 | ② | − 2 | ③ | − 3 | ④ | − 4 |
| ⑤ | − 5 | ⑥ | − 6 | ⑦ | − 7 | ⑧ | − 8 |

| 38 | および | 40 | に対する解答群

①	3.79	②	4.04	③	4.09	④	4.14	⑤	4.22
⑥	4.27	⑦	4.40	⑧	4.52	⑨	4.57	⓪	4.70
ⓐ	4.82	ⓑ	4.87	ⓒ	5.00	ⓓ	5.18	ⓔ	5.25

| 39 | に対する解答群

①	$0.01v$	②	$0.01/v$	③	$0.02v$	④	$0.02/v$	⑤	$0.03v$
⑥	$0.03/v$	⑦	$0.04v$	⑧	$0.04/v$	⑨	$0.05v$	⓪	$0.05/v$
ⓐ	$0.1v$	ⓑ	$0.1/v$	ⓒ	$0.2v$	ⓓ	$0.2/v$	ⓔ	$0.3v$
ⓕ	$0.3/v$	ⓖ	$0.4v$	ⓗ	$0.4/v$	ⓘ	$0.5v$	ⓙ	$0.5/v$

| 41 | に対する解答群

| ① | 緩衝作用 | ② | 共通イオン効果 | ③ | けん化 | ④ | 重　合 |
| ⑤ | 電離平衡 | ⑥ | 潮　解 | ⑦ | 乳　化 |

Ⅳ　次の文章(1)および(2)中の空欄 | 42 | ～ | 52 | にあてはまる最も適切なものを，それぞれの**解答群**から選び，解答欄にマークせよ。ただし，同じものを何度選んでもよい。また，原子量は H＝1.00，C＝12.0，N＝14.0，O＝16.0，Na＝23.0，P＝31.0，S＝32.0，Cl＝35.5，K＝39.0 とし，高級脂肪酸の分子量はリノレン酸＝278，リノール酸＝280，オレイン酸＝282 とする。

(1)　油脂Xは，グリセリンがもつ | 42 | 個の水酸基がすべて高級脂肪酸で | 43 | された化合物である。油脂Xの脂肪酸組成が，リノレン酸10%，リノール酸80%，オレイン酸10%であるとき，油脂Xの平均分子量は | 44 | であり，1分子当たりの炭素—炭素間の二重結合の数は平均 | 45 | 個である。油脂1gをけん化するのに必要な | 46 | の質量（mg）をけん化価といい，油脂Xのけん化価はおよそ | 47 | である。

(2)　図Ⅳ－1に示した化合物Yは，炭化水素基が結合したベンゼンを濃硫酸にて | 48 | し，水酸化ナトリウムを加えることで得られる。化合物Yは | 49 | であり，A～Cの中で，疎水性を示す部分は | 50 | である。化合物Yの水溶液は | 51 | 性であり，硬水（カルシウムイオンやマグネシウムイオンを多く含む水）中で，一般に | 52 | 。

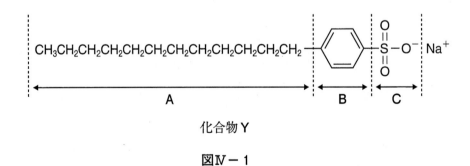

化合物Y

図Ⅳ－1

| 42 | および | 45 | に対する解答群

① 1　　② 2　　③ 3　　④ 4　　⑤ 5　　⑥ 6

⑦ 7　　⑧ 8　　⑨ 9　　⓪ 10　　ⓐ 11　　ⓑ 12

43 および 48 に対する解答群

① アセタール化　② エステル化　③ ハロゲン化　④ 還 元

⑤ 酸 化　⑥ ジアゾ化　⑦ スルホン化　⑧ ニトロ化

44 に対する解答群

① 280	② 318	③ 382	④ 429	⑤ 560
⑥ 598	⑦ 691	⑧ 699	⑨ 761	⓪ 786
ⓐ 840	ⓑ 878	ⓒ 1120	ⓓ 1158	ⓔ 1438
ⓕ 1718	ⓖ 1998	ⓗ 2278	ⓘ 2558	ⓙ 2836

46 に対する解答群

① 塩化ナトリウム　② 水酸化カリウム　③ 水酸化ナトリウム

④ エタノール　⑤ 硫 酸　⑥ 塩 酸

⑦ アンモニア　⑧ リン酸

47 に対する解答群

① 52	② 64	③ 80	④ 101	⑤ 146
⑥ 162	⑦ 176	⑧ 187	⑨ 191	⓪ 197
ⓐ 200	ⓑ 207	ⓒ 214	ⓓ 221	ⓔ 240
ⓕ 243	ⓖ 304	ⓗ 392	ⓘ 440	ⓙ 600

49 に対する解答群

① アゾ化合物　② アマルガム　③ イオン交換樹脂

④ 陰イオン界面活性剤　⑤ 高級アルコール　⑥ 合成染料

⑦ 脂肪油　⑧ 尿素樹脂　⑨ 非イオン界面活性剤

⓪ 陽イオン界面活性剤　ⓐ 両性界面活性剤

50 に対する解答群

① Aのみ　　　② Bのみ　　　③ Cのみ　　　④ AとBのみ

⑤ AとCのみ　　⑥ BとCのみ　　⑦ A，BおよびC

51 に対する解答群

① 弱　酸　　② 弱塩基　　③ 中　　　④ 強　酸　　⑤ 強塩基

52 に対する解答群

① カルシウム塩とマグネシウム塩の両方が沈殿する

② カルシウム塩のみが沈殿する

③ マグネシウム塩のみが沈殿する

④ 塩の沈殿はみられない

英　語

解答　31年度

Ⅰ

〔解答〕

[A]　1．イ　　2．エ　　3．イ

[B]　4．ウ　　5．エ　　6．イ

〔出題者が求めたポイント〕

[A]選択肢訳

1.
ア．影響力のある人々の名前が多すぎて覚えられなかった。

イ．いくつかの重要な出来事の年月日を思い出せなかった。

ウ．大統領の名前を確認するのに十分な時間がなかった。

エ．19世紀のフランス政治を理解するのは容易でなかった。

2.
ア．私の授業ノートをあなたにメールで送りましょうか？

イ．すぐあなたに答えを与えられます。

ウ．先生に電話して助けを求めましょうか？

エ．一緒に勉強しましょうよ。そうしたら、あなたのサポートができるわ。

3.
ア．授業のトピックに関するプレゼンテーションの準備できてますか？

イ．授業のテキストを必ず持ってきて。

ウ．クラスで話し合った主な出来事を見直してください。

エ．ノートパソコンを持ってきてください。

[B]選択肢訳

4.
ア．我々のグループは到着がとても遅れた

イ．プレゼンテーションが制限時間を超えた

ウ．終わるのがちょっと早かった

エ．我々はそれを始めるのが遅れた

5.
ア．全部紙に書くことをお勧めするね

イ．最善のアドバイスは、前の夜よく眠ることだね

ウ．先生に助けを求めた方がいいね

エ．まず人前で練習すべきだね

6.
ア．スライドを注意深く見る必要がありますか？

イ．それと、アイコンタクトをたくさんするべきですか？

ウ．他のプレゼンテーションを見るべきですか？

エ．大声で話すのは良い考えでしょうか？

〔全訳〕

[A]

A：ボクらの歴史のクラスの宿題は本当に大変だった。終わらなかった。

B：本当？　私はそれほど難しいとは思わなかったわ。何が問題だったの？

A：[1]いくつかの重要な出来事の年月日を思い出せなかった。

B：なぜネット検索しなかったの？　それが起きた正確な月日は見つけられるはずよ。

A：コンピュータの使い方があまり得意じゃないし、正直言って、クラスで議論してきた主な問題のいくつかを理解するのも苦労しているよ。

B：[2]一緒に勉強しましょうよ。そうしたら、あなたのサポートができるわ。

A：本当にいいの？　とっても親切だね。金曜日に始められるかな？

B：もちろん、いいわよ。私も都合がいいわ。図書館で午後3時に会いましょう。

A：何か準備する必要はある？

B：[3]授業のテキストを必ず持ってきて。

A：オッケー、そうするよ。実は、兄が去年この授業を受講したので、2冊持って来ることができるよ。それを知らなかったので、今、ボクには余分のテキストがあるんだ！

[B]

A：今朝のグループ・プレゼンテーションどう思った？

B：素晴らしいと思いました！　おめでとうございます。

A：ありがとう。でも、[4]終わるのがちょっと早かった。

B：ええ、グループが5分早くステージを降りたことに気づきました。

A：メンバーのひとりが欠席したので、プレゼンのその部分はやらなかったんだ。

B：それでも素晴らしかったです。いつも印象的なプレゼンをされますね。どうしてできるのですか？　私はプレゼンをするときは本当に緊張します。

A：まあ、良いプレゼンテーションをするには、[5]まず人前で練習すべきだね。

B：それは素晴らしいアドバイスです。では、次やるときは、私の家族に何回か見てもらうよう頼むことにします。

A：良い考えだと思うよ。

B：[6]それと、アイコンタクトをたくさんするべきですか？

A：そうだよ。そうすることで、聴衆のさまざまな顔を直接見れるので、ずっと自信があるように見えるよ。

B：どうもありがとうございました！

Ⅱ

〔解答〕

7．イ　　8．ア　　9．ウ

10．カ　　11．ク　　12．キ

〔全訳〕

　心臓病は世界の主要な死因である。毎年 100 万人を超える人々が心臓発作に苦しんでおり、このうち 70 万人以上が亡くなっている。心臓病による死亡を減らすには、人々の暮らし方を変える必要がある。

　心臓病の主な原因の一つは、良い食習慣の欠如だ。人はより多くの魚、全粒穀物、野菜、植物油およびナッツを食べるべきであり、食事の中の、塩やトランス脂肪の量を減らすべきなのだ。

　運動不足も別の危険因子だ。健康的な体重を維持するために、ほぼ毎日少なくとも 30 分運動することは効果的であり、これはストレスの軽減にもなる。

　心臓病の原因はひとつだけではないが、食べ方は非常に重要だ。研究者によると、少量のチョコレートを食べるのは心臓病のリスクを減らすのに役立つ。彼らは毎日約 50 グラムのダークチョコレートを食べることを推奨している。

Ⅲ

〔解答〕

13.　ウ　　14.　イ　　15.　ウ　　16.　ウ
17.　ウ　　18.　ア　　19.　ウ　　20.　ア

〔出題者が求めたポイント〕

13.　confusing「(物事が)紛らわしい」。confused「(人が)混乱している」。
14.　take an interest in ～「～に関心を持つ」の受動態。
15.　nor の後ろは倒置が起きる。never は接続詞としては用いることができない。
16.　everybody は単数なので、was gathered が正解。
17.　imagine の目的語は名詞または動名詞。ここでは動名詞の moving が正解。their は意味上の主語。
18.　否定文＋ much less ～「まして～はない」。
19.　a couple of conditions were not met「2、3の条件が整わなかった」。
20.　「私が思った」以前に「パーティに向かった」という内容なので、過去完了形の had left が正解。

〔問題文訳〕

13.　その指示はあまりにも紛らわしかったので、私はホテルに到着できなかった。
14.　最近、人工知能に関する研究に大きな関心が持たれている。
15.　スーザンはまったくお金がなかったし、海外旅行をする時間もなかった。
16.　町のほとんどすべての人が、その有名俳優を見るために集まった。
17.　一部の人は人形を怖がり、夜中に人形が動くのを想像する。
18.　ティムはジョンに会うことさえなかった。まして彼と話すことはなかった。
19.　特に2、3の条件が整わなかったとの理由により、その契約は締結されなかった。
20.　サリーから返事はなかった。それで、私は彼女がパ

ーティに向かったと思った。

Ⅳ

〔解答〕

21.　ウ　　22.　エ　　23.　イ　　24.　エ

〔出題者が求めたポイント〕

選択肢訳

21.　トムは時々友だちと夕食を食べるのが好きだ。
　　ア．ちょうど今トムは友だちと一緒に夕食を楽しんでいる。
　　イ．今日と来週トムは友だちと夕食を食べたいと思っている。
　　ウ．トムは時々友だちと夕食をとるのを楽しむ。
　　エ．トムは毎週友だちと夕食を食べるのが好きだ。
22.　ティナはこの夏ヨーロッパに旅行するかどうか決めていない。
　　ア．この夏のヨーロッパへの旅はティナにとって可能ではないだろう。
　　イ．この夏のヨーロッパへの旅に関して、ティナはきっと行かないだろう。
　　ウ．ティナはこの夏ヨーロッパに行くのは悪い考えだと確信した。
　　エ．ティナはこの夏ヨーロッパに行くかどうかまだ決めていない。
23.　アンは新製品の市場調査に参加した。
　　ア．アンは新製品市場調査の世話人を辞任した。
　　イ．アンは新製品市場調査の参加者だった。
　　ウ．市場調査中に、アンは新製品に興味を持つようになった。
　　エ．新製品に関して、アンは市場調査の作成に一定の役割を果たした。
24.　フランクは、緊急事態ためにテニストーナメントを降りた。
　　ア．緊急事態のせいで、フランクはテニストーナメントに着くために早く家を出た。
　　イ．緊急事態のせいで、フランクはテニストーナメントに遅刻した。
　　ウ．フランクは、緊急事態のためにテニストーナメントが終わった後すぐに帰った。
　　エ．緊急事態があったので、フランクはテニストーナメントから撤退した。

Ⅴ

〔解答〕

25.　イ　　26.　ウ　　27.　ア　　28.　イ　　29.　イ

〔出題者が求めたポイント〕

25.　burst「破裂する」。collapse「崩壊する」。destroy「破壊する」。injure「傷つける」。
26.　civilian「民間人」。human「人間」。inhabitant「住民」。migrant「移住者」。
27.　decline「減少する」。fail「失敗する」。shift「移す」。vanish「消える」。

28. beneficial「有益な」。grateful「感謝している」。
joyous「うれしい」。thoughtful「思いやりある」。
29. judgement「判断」。legislation「法制定」。
principle「原理」。solution「解決策」。
〔問題文訳〕
25. (a) 圧力で突然崩壊する
　　(b) 雪の重みで家の屋根が壊れた。
26. (a) 特定の場所で暮らす人や動物
　　(b) クリスティナはコーヒーで有名な地域の地元住
　　　　民だ。
27. (a) 徐々に少なく、低く、あるいは悪化すること
　　(b) 弱い経済のせいで、会社の利益は 2 年間にわた
　　　　って減少した。
28. (a) 他人に対して感謝を示したり表明したりする
　　(b) デヴィッドは仕事で助けてもらったので、同僚
　　　　にとても感謝していた。
29. (a) 制定された法律または法律群
　　(b) 政府の新たな法制定は高齢者へのサービスを向
　　　　上させるだろう。

Ⅵ
〔解答〕
[A]　30. ア　　31. ウ
[B]　32. ウ　　33. ア
[C]　34. ウ　　35. カ
[D]　36. ウ　　37. カ
〔出題者が求めたポイント〕
正解の英文
[A]　We (are not to eat this mushroom because) it
is poisonous.
[B]　She knows (the art of making people do what)
she wants without hurting their feelings.
[C]　The temple (familiarly known as Kinkakuji is
known to locals as) Rokuonji.
[D]　No one knows (whether or not he will recover)
his health before the concert.

Ⅶ
〔解答〕
問 1　ア　　問 2　ア　　問 3　イ　　問 4　ア
問 5　ウ　　問 6　ウ　　問 7　イ、キ
〔出題者が求めたポイント〕
問 1　選択肢訳
　ア．ある文化の人々は、怒りが個人的な関係を築くの
　　　に役立つと考えている。←第 5 段落第 5 文に一致
　イ．怒りを示すことは、どんな文化においても合理的
　　　な類の行動だと考えられている。
　ウ．エスキモー家族は、この人類学者の怒りを適切で
　　　成熟したものと見なした。
　エ．あらゆる文化は異なるが、人々が怒りに関して持
　　　つ感情は常に同じだ。
問 2　選択肢訳

　ア．たとえ交通事故に巻き込まれても、フィンランド
　　　の人々は怒りを表さない。←第 2 段落第 5 文に一致
　イ．フィンランドでは、自動車事故が人々の間の口論
　　　の原因だ。
　ウ．フィンランドでは、口論に巻き込まれるのを避け
　　　たいので、人々は自動車事故を起こさない。
　エ．他の多くの国でそうであるように、運転中の激怒
　　　はフィンランドでも大きな問題だ。
問 3　選択肢訳
　ア．アメリカ人は、怒りを示すことを容認できるふる
　　　まいだと考える。
　イ．英国人にとって、アメリカ流の怒りの表し方は礼
　　　儀正しくない。
　ウ．たいていのアメリカ人は英国にいるときには怒り
　　　を見せないようにする。
　エ．アメリカ人が怒りを適切な行動形態と見なすこと
　　　はめったにない。
問 4　選択肢訳
　ア．ある文化の人が他の文化を訪れていても、怒りに
　　　ついての考え方が異なるため、困難はないだろう。
　　　←「困難ではないだろう」が本文に合わない
　イ．非常に深刻な状況の場合には、英国人が自分の怒
　　　りを表すことはあり得るだろう。
　ウ．アメリカでは、人々が人前で怒りを示すことは珍
　　　しくない。
　エ．英国人とアメリカ人は、人前で怒りを表すことに
　　　ついて異なる見解を持っている。
問 5　選択肢訳
　ア．アメリカ人は、うつ病は怒りを表すことに起因す
　　　ると信じている。
　イ．中国では、怒りを表現することが有利になり得る
　　　と考えられている。
　ウ．多くの日本人は、他人の前で怒る人は人や物を傷
　　　つけるかもしれないと考える。←第 4 段落第 2 文に
　　　一致
　エ．たいていの日本人は、怒りを表現しないことがア
　　　ルコール依存症をもたらす可能性があることは理に
　　　かなっていると考えている。
問 6　選択肢訳
　ア．アメリカ人と比較して、中東出身の人々は怒りに
　　　対してあまり真剣に反応しない。
　イ．怒りを表すことは、国によっては良い関係を築い
　　　ていることの表れである。
　ウ．地中海諸国の人々は、人前で怒る人々を認めない
　　　可能性がある。←「認めない可能性がある」が本文
　　　に合わない
　エ．怒りの表現方法は、異なる国の人々の間で誤解を
　　　引き起こす可能性がある。
問 7　選択肢訳
　ア．たいていの国の人々は、いつ人前で怒りを示すの
　　　が適切であるかについて同じ意見を共有している。
　イ．エスキモー族の人々は、腹を立てるのは成人にと
　　　って不適切であると考えている。←第 1 段落最終文

　に一致
ウ．フィンランドの人々は、怒りを見せる人々は自分
　　自身を完全に制御していると考えている。
エ．英国人はあらゆる状況で怒りを見せることに慣れ
　　ている。
オ．怒りを示すことに関しては、日本と中国の文化は
　　同じ信念を共有していない。
カ．中東に旅行するアメリカ人は、人々がどれほどの
　　怒りを示すのかを見ても驚くことはめったにないだ
　　ろう。
キ．地中海の人々は、しばしば人前で怒りを示すが、
　　彼らは自分たちの友情を表すためにそうするのかも
　　知れない。←第 5 段落第 5 文に一致

〔全訳〕
　怒りを表現することに対する態度は文化によって異な
る。文化によっては、ほとんどあらゆる怒りの兆しが不
適切なものだ。他の文化では、人間関係を広げる手段と
して怒りを用いる。怒りに対する態度の違いは異文化間
の誤解を引き起こす可能性がある。例えば、人類学者の
Jean Briggs は、ウツク・エスキモー家族の養子として
17 ヶ月を過ごしたが、この間、彼女は、もしアメリカ
で妥当と思われる形で怒りを表したなら、エスキモーか
らは幼稚だと思われることを知った。
　ウツクは怒りの兆しを嫌う文化のほんの一例だ。フィ
ンランドの人々もまた、怒りの表現は自制心の欠如を示
すと考えている。こうした態度のおかげで、彼らはとて
も平和的に見える。例えば、運転中の激怒は多くの国で
問題となっているが、フィンランドでは問題になってい
ない。そこでは、自動車事故が人々を怒らせることはな
い、と専門家は言う。ドライバー同士、礼儀正しく情報
を交換して、話を進める。
　このような行動は、怒りの表現が受け入れられている
―予期すらされている―米国では起こらないだろう。問
題は、怒りが受け入れられる文化の人が、受け入れられ
ない国を訪問するときに生じる。例えば、英国を訪れて
いるアメリカ人が、自国なら効果的だろう声のトーンで
訴えても、誰も注意を払わないだろう。英国人は彼を、
単に一人の失礼なアメリカ人と見なすだけだろう。これ
は、状況が非常に深刻でない限り、英国人は通常怒りを
示すことを避けるからだ。
　人前で怒りを避けるのは、中国と日本でも普通のこと
だ。どちらの文化においても、怒りの表現は容認されず、
破壊的だと考えられるからだ。この態度は、怒りを表現
しないことがうつ病、アルコール依存症、さらには暴力
さえももたらす可能性があると多くの人が考える、米国
の態度とは大きく異なる。怒りを表さない国々なら、ほ
とんどの人がこうした考えはばかげていると思うだろ
う。
　しかし、一部の他の文化では、怒りはアメリカにおい
てよりも軽く受け止められ、忘れられる。中東や地中海
諸国を旅行するアメリカ人は、見たり聞いたりする怒り
の量に驚くことがよくある。彼らは、これらの国々の
人々が、怒りを表し、そして忘れることに気づいていな
い。怒りを受ける側にいる人でさえ、普通は長い間覚え
ていない。実際、これらの文化では、激しい議論と対立
は、親しみと前向きな関与の兆候となり得る。ここにも
また、文化間において誤解と憤慨が生じる大きな可能性
があるのだ。

化　学

解答　31年度

I

〔解答〕

1	⑥	2	②	3	⑥	4	①	5	ⓒ
6	②	7	ⓗ	8	ⓐ	9	⑤	10	⑦
11	③	12	③						

〔出題者が求めたポイント〕

ハロゲン

〔解答のプロセス〕

同じハロゲンでも，Cl_2 と F_2 では反応が異なるので注意。

$$Cl_2 + H_2O \longrightarrow HCl + HClO$$
$$2F_2 + 2H_2O \longrightarrow 4HF + O_2$$

フェノールはベンゼンに比べて反応性が高いので，Br_2 と直接反応しブロモ化される。

I_2 は無極性分子で水にとけないが，I^- イオンがあるととけることができる。

$$I_2 + I^- \longrightarrow I_3^-$$

ハロゲンの中では，周期表の上にいくほど酸化力は強くなる性質がある。

II

〔解答〕

13	ⓒ	14	⑨	15	①	16	③	17	⑤
18	①	19	③	20	①	21	⑦	22	⑨
23	④	24	④	25	③	26	④	27	⑤
28	②	29	④						

〔出題者が求めたポイント〕

固体の溶解

〔解答のプロセス〕

(1)　KNO_3 99 g を完全にとかすことのできる水の量を考える。

	溶液	溶質	溶媒	
(60℃)	$99+x$	99	x	(g)
	210	110	100	

$$\therefore \quad 99 : x = 110 : 100 \quad \therefore \quad x = 90\,g$$

水 90 g に 20℃ でとけうる KNO_3 は 28.8 g なので

$$99 - 28.8 = 70.2\,(g)$$

この溶液を 0℃ まで冷却したとき，とけうる NaCl の量は 34.2 g なので，1 g の NaCl は結晶に現れない。

(2)　液体が凝結すると溶質がとけられないので，液相はどんどん濃くなり凝固点はさらに低下していく。

(3)　$Fe(OH)_3$ は正に帯電した疎水コロイドである。

III

〔解答〕

30	⑧	31	⓪	32	⑦	33	②	34	ⓐ
35	①	36	⑤	37	⑤	38	⑨	39	④
40	③	41	①						

〔出題者が求めたポイント〕

弱酸の電離，緩衝作用

〔解答のプロセス〕

H^+ は CH_3COOH の電離によってしか生じないので，Aにだけ注目すれば，

$$[CH_3COOH] = 0.20 - [H^+] = 0.20 - x$$
$$[CH_3COO^-] = [H^+] = x$$
$$\therefore \quad CH_3COO^- は x \times \frac{200}{1000} = 0.20x\,(mol)$$

対して CH_3COONa は完全電離として見なせるので，Bの中では $[Na^+] = 0.20\,(mol/L)$

A と B を混合すれば，

$$[CH_3COO^-] = \frac{x \times \dfrac{200}{1000} + 0.20 \times \dfrac{200}{1000}}{\dfrac{400}{1000}}$$
$$= 0.1 + 0.5x$$

このうち，A から出てくる $[CH_3COO^-]$ はほぼ無視できる。

$$K_a = \frac{[CH_3COO^-][H^+]}{[CH_3COOH]}$$
$$\Leftrightarrow [H^+] = \frac{[CH_3COOH]}{[CH_3COO^-]} K_a$$

となるから，

A，B を等量混ぜていれば

$$\frac{[CH_3COOH]}{[CH_3COO^-]} = 1$$
$$\therefore \quad [H^+] = K_a = 2.7 \times 10^{-5}\,mol/L$$
$$pH = 5 - \log_{10} 2.7 = 4.57$$

5.0 mol/L の HCl を 4.0 mL 加えると，H^+ が 0.02 mol 加わるので $[CH_3COO^-]$ は $\dfrac{0.02}{v}$ mol 減少し，その分 $[CH_3COOH]$ が増える。

このとき，$[H^+] = \dfrac{0.04 + 0.02}{0.04 - 0.02} \cdot K_a = 3K_a$

$$pH = 5 - \log_{10} 2.7 - \log 3 = 4.09$$

IV

〔解答〕

42	③	43	②	44	ⓑ	45	⑥	46	②
47	⑨	48	⑦	49	④	50	④	51	③
52	④								

〔出題者が求めたポイント〕

有機高分子

〔解答のプロセス〕

(1)　リノレン酸：リノール酸：オレイン酸＝1：8：1で
ここから脂肪酸の平均分子量を考えると，

$$278 \times \frac{1}{10} + 280 \times \frac{8}{10} + 282 \times \frac{1}{10} = 280$$

$$\therefore \quad (280 - 18) \times 3 + 92 = 878$$

二重結合はリノレン酸，リノール酸，オレイン酸でそ
れぞれ 3，2，1 もっているので，油脂 X の二重結合
の数は 6。

けん化価は

$$\frac{1}{878} \times 3 \times 56 \times 10^3 = 191.3\cdots$$

(2)　炭化水素基が疎水基，スルホ基が親水基となってセ
ッケンと同じようにはたらく。

スルホン酸は強酸なのでナトリウム塩は液性が中性
で，セッケンのような沈殿をつくらないので硬水でも
使うことができる。

平成30年度

問　題　と　解　答

英 語

問題

30年度

11月18日試験

Ⅰ　次の対話文の空所に入れるのに最も適当なものを，それぞれア～エから一つ選べ。

〔A〕

A : This is the best field trip this year. I love the aquarium.

B : I think we've seen almost everything. How about going to a show?

A : I wonder if we ____1____ .

B : I think we do. It doesn't leave for another hour.

A : Yeah, that should be OK. How about we go watch the dolphin show?

B : Sorry. I came here a few weeks ago with my family and saw that.

A : ____2____

B : Great! I heard it's really good. It starts in five minutes.

A : That would still leave us some time to go to the gift shop after the show.

B : I saw a book on sharks that looks interesting. Maybe I'll get one for my little sister.

A : Isn't she a little young for that? That might be too frightening for her.

B : You're probably right. ____3____

A : Good idea! You could watch it together with your whole family.

1． ア．have enough time before we have to get on the bus
　　イ．have to watch the dolphin show with our class
　　ウ．need some special tickets for the show
　　エ．need to get to the meeting point soon

2． ア．How about just getting something in the gift shop instead?
　　イ．So how was the show when you saw it with your parents?
　　ウ．The dolphin show sounds great if you wouldn't mind seeing it again.
　　エ．We could go to something else like the sea lion show.

3． ア．I think if I buy two, I can get the second one for half price.
　　イ．I think one of those DVDs on cute fish would be good.
　　ウ．Maybe if we read it together, she might find it less frightening.
　　エ．Maybe I'll get her some of those magazines about fish.

〔B〕

A： Toshi, it looks like the post office tried to deliver a package to me when I was out. What do I need to do to have it delivered tomorrow?

B： Oh Sarah, it's so easy. I do it at the office all the time. Just follow the instructions written on the card.

A： But it's all in Japanese! _____4_____

B： Not at all. Show it to me, and we can do it together.

A： Great! I've got the phone. So, what do I do first?

B： Dial this number and then enter the delivery number.

A： OK, I've done that, but nothing's happening. What do I do next?

B： So next, you have to _____5_____ .

A． Got it! I'm there now.

B： Good. Now you need to enter tomorrow's date, 1-1-1-2, and then decide the time from these choices.

A： Well, _____6_____ , so I'll have it delivered then.

B： That's best if you won't be available after noon.

4． ア． Could you tell me how to do it?

　　 イ． Do you know what's inside the package?

　　 ウ． Have you ever done this before?

　　 エ． Would you mind helping me out?

5． ア． get the delivery number from the card

　　 イ． go get your package from the mailbox

　　 ウ． press this key here to proceed to the next step

　　 エ． reenter your delivery number before making the call

6． ア． I don't usually wake up till after midday

　　 イ． I think the latest delivery time at night is most convenient

　　 ウ． I won't be back home until the early evening

　　 エ． I'll definitely be at home in the morning

Ⅱ　次の英文の空所に入れるのに最も適当な語を，ア～クから選べ。ただし，同じものを繰り返し用いてはならない。なお，文頭に来るものも小文字にしてある。

The Earth is changing fast—with a little help from people, of course. Our use of coal and oil for energy has led to global warming. This warming has led to an increase in (　7　) and sea levels, and much less polar ice. But warming is not the only effect on the planet. Climate change (　8　) more extreme weather of all kinds: heat, cold, rain, and drought.

The effects of human activity can also be (　9　) in the planet's plant and animal life. (　10　) for tree products and farmland leads to deforestation, and global travel provides easy transportation for invasive species—plants and animals that are brought in from other places.

Fortunately, even though we humans are the cause, we can also be (　11　) of the solution. We can use much less coal and oil if we practice (　12　), for example, and better land management would save forests from being destroyed. Invasive plants and animals can even be controlled, but only with a good understanding of the environment.

ア．conservation　　イ．damaged　　ウ．demand

エ．means　　オ．part　　カ．prohibits

キ．seen　　ク．temperatures

III 次の各英文の空所に入れるのに最も適当な語句を，ア〜エから一つ選べ。

13. When Sam came back, he (　　　) all of his belongings on the floor.

ア．laid　　　　イ．lain　　　　ウ．lay　　　　エ．lied

14. (　　　) what you are saying is true, I am still not convinced that they are responsible for what happened.

ア．Admit　　　　イ．Admitted　　　ウ．Admittedly　　エ．Admitting

15. James, (　　　) I believed was the leader of the group, did a great job on the presentation.

ア．who　　　　イ．whoever　　　ウ．whom　　　エ．whomever

16. Since Edward was (　　　) hero than a prince, the whole nation always supported him.

ア．more　　　　イ．more of a　　ウ．of a more　　エ．of more

17. After moving, we were happy to see that (　　　) of the furniture was ruined.

ア．none　　　　イ．nor　　　　ウ．not　　　　エ．nothing

18. These works from (　　　) skillful a hand are considered to be extraordinarily valuable.

ア．how　　　　イ．much　　　　ウ．so　　　　エ．very

19. All the members (　　　) agreed to close the meeting.

ア．being present　　　　　　　イ．presence

ウ．present　　　　　　　　　　エ．presented

20. Alice would have been quickly promoted for her performance by now
(   ) more responsibility.

  ア．had she taken   イ．she had taken

  ウ．she was taken   エ．was she taken

IV　次の各英文の意味に最も近いものを，ア～エから一つ選べ。

21. Judy quit her job and decided to move to England for good.

　ア．After leaving her job, Judy chose to live in England until she felt well again.

　イ．After leaving her job, Judy elected to move to England for the rest of her life.

　ウ．After quitting her job, Judy determined that moving to England would help her.

　エ．After quitting her job, Judy made the decision to live in England for a while.

22. We can make do with these candles when we go camping.

　ア．We can manage using these candles while camping.

　イ．We can produce these candles while camping.

　ウ．While we are camping, we can avoid using these candles.

　エ．While we are camping, we can buy these candles.

23. Jack wore himself out studying for exams the past couple of weeks.

　ア．Preparing for exams, Jack did not spend much time at home the past two weeks.

　イ．Preparing for tests the past two weeks, Jack became very tired.

　ウ．Studying for exams the past couple of weeks, Jack got a headache.

　エ．Studying for tests the past couple of weeks, Jack lost a lot of weight.

24. My grandfather learned all of his favorite karaoke songs by heart.

ア．My grandfather knew how to passionately sing all of his favorite karaoke songs.

イ．My grandfather memorized every one of the karaoke songs he is fond of.

ウ．My grandfather practiced every one of his favorite karaoke songs diligently.

エ．My grandfather understood the meanings of all the karaoke songs he is fond of.

Ⅴ 次の（a）に示される意味を持ち，かつ（b）の英文の空所に入れるのに最も適した語を，それぞれア～エから一つ選べ。

25. （a）mostly or in a fundamental manner

    （b）He is (　　　) a nice person, but he can be difficult to talk to about politics.

    ア．basically　　イ．presumably　ウ．probably　　エ．supposedly

26. （a）an unhappy look or expression

    （b）The teacher noticed the (　　　) on the boy's face as she checked his homework.

    ア．dignity　　　イ．frown　　　ウ．gesture　　エ．yawn

27. （a）responsibility for something that is incorrect or fails

    （b）John always gets the (　　　) for every mistake that happens at work.

    ア．blame　　　イ．obligation　ウ．obstacle　　エ．regret

28. （a）consisting of a large amount or many

    （b）The police received (　　　) complaints about the loud music from the party.

    ア．enormous　イ．numerous　ウ．repetitive　エ．vast

29. （a）to start or create something that is meant to continue for a long time

    （b）Teachers should (　　　) a set of classroom rules on the very first day of class.

    ア．describe　　イ．establish　ウ．follow　　エ．observe

Ⅵ　次の［A］〜［D］の日本文に合うように，空所にそれぞれア〜カの適当な語句を
　　入れ，英文を完成させよ。解答は番号で指定された空所に入れるもののみをマーク
　　せよ。なお，文頭に来る語も小文字にしてある。

［A］　スミスさんは家に戻ったが，結局そこは完全にめちゃくちゃな状態になって
　　　いることが分かった。

　　　Ms. Smith arrived (　30　)(　　　　)(　　　　)(　31　)(　　　　)(　　　　)
　　　was a complete mess.

　　　　　ア．find　　　　　　イ．her house　　　　ウ．home
　　　　　エ．only　　　　　　オ．that　　　　　　　カ．to

［B］　たとえ賛成してくれる人がほとんどいないとしても，あなたはやりたいこと
　　　をしようとし続けるべきだ。

　　　Even if few people agree, you should (　　　　)(　32　)(　　　　)(　　　　)
　　　(　　　　)(　33　) to do.

　　　　　ア．do　　　　　　　イ．keep　　　　　　ウ．trying to
　　　　　エ．want　　　　　　オ．what　　　　　　カ．you

［C］　年を取るにつれて情熱が萎え，習癖が強くなることは誰にでもあてはまるよ
　　　うだ。

　　　(　34　)(　　　　)(　　　　)(　　　　)(　35　)(　　　　) passions weaken,
　　　but habits strengthen, with age.

　　　　　ア．everybody　　　イ．it　　　　　　　ウ．of
　　　　　エ．seems　　　　　オ．that　　　　　　カ．true

［D］　人々を最も簡単に結び付けるのは共通した趣味だ。

　　　(　36　)(　　　　)(　　　　)(　37　)(　　　　)(　　　　) that they share.

　　　　　ア．a hobby　　　　イ．brings　　　　　ウ．easily as
　　　　　エ．nothing　　　　オ．people together　カ．so

Ⅶ　次の英文を読み，あとの問いに答えよ。

　　Childhood is a time of fun and games, and many adults fondly remember their own childhood, playing games like hide-and-seek, tag*, and chess. Playing is one way children learn how to interact and get along with others, and it can also be a healthy way to exercise the mind as well as the body. However, play today is not the same. Children today spend most of their play time inside, glued to the computer screen playing video games.

　　A recent survey of children in the United States found that 8- to 12-year-olds spend at least 13 hours a week playing video games or "gaming" as it is known. Boys in this age group spend even more time, an average of 16 hours a week. Although some will argue that gaming is beneficial because it often involves problem solving, the negative effects are overwhelming.

　　One major problem is that kids who spend most of their time gaming might have social and relationship problems. Because these kids spend most of their time in isolation interacting with a TV or computer and not with actual people, friendships suffer. They might have trouble sharing, and resolving problems because they do not practice these skills when sitting alone at a computer.

　　Another potential negative effect that video gaming has is on health. Playing a video game is not a very physical activity and players usually sit in a chair for hours. In addition, players might not take the time to eat a well-balanced meal and will instead snack on whatever is available, whether it is healthy or not. As a result, gamers might be out of shape.

　　There is also a chance that gamers are more likely to have academic problems because they are spending more time playing their

games than working on their homework. This often results in lower
(42)
grades at school with the unwanted side effect of upsetting parents.

Finally, there is always the possibility that the gamer becomes
addicted. It is becoming more common to hear about people who play
four or five hours a day or even all day. This happened to a 28-year-old
(43)
Korean man who spent about 50 hours playing an online video game
without sleeping or eating properly. Consequently, his gaming addiction
led to his death.

Obviously that is an extreme example of the dangers of video
gaming; however, it serves as a reminder that video gaming, like
everything else, should be done in moderation. A few hours a week
should not hurt, but several hours a day just might be dangerous to
your health.

*tag 「鬼ごっこ」

問1　本文の第1段落の内容に合うものとして最も適当なものを，ア～エから一
　　つ選べ。(38)

　　ア．Children now spend a greater amount of time outdoors, and
　　　　their style of play is entirely different from the previous one.

　　イ．Compared to prior generations, the style of play has changed
　　　　significantly except for the time spent on computer games.

　　ウ．Quite a few adults have good memories of their children playing
　　　　games such as hide-and-seek, tag, and chess.

　　エ．The benefits of playing games include mental and physical
　　　　exercise and interaction with others.

問2　本文の第2段落の内容に合うものとして最も適当なものを，ア～エから一つ選べ。(39)

ア．A survey was conducted between 8 and 12 years ago on American children's gaming habits.

イ．In gaming there are just slightly more negative effects than benefits.

ウ．Some research has shown that children in the U.S. spend no more than 13 hours a week gaming.

エ．The opportunity to solve problems could be considered a benefit of gaming by some.

問3　本文の第3段落の内容に合わないものを，ア～エから一つ選べ。(40)

ア．Interpersonal relationships between children could be made worse by the many hours they spend playing video games.

イ．Long hours of sitting alone at a computer may deprive children of the opportunities to develop social skills.

ウ．One problem with children gaming is its solitary nature.

エ．Playing games on a computer or TV has contributed to the decrease in children's social and relationship problems.

問4　本文の第4段落の内容に<u>合わないもの</u>を，ア〜エから一つ選べ。(41)

ア．An additional bad aspect of gaming is its influence on the physical condition of players.

イ．Game players are rarely physically active while playing games because they are sitting down for a long time.

ウ．Lack of a balanced diet due to gaming may impact players in a bad way.

エ．Many gamers are out of shape because they snack on anything around them despite regularly eating well-balanced meals.

問5　下線部(42)の内容として最も適当なものを，ア〜エから一つ選べ。

ア．Because of their excessive gaming, children often disappoint their parents regardless of their school results.

イ．Due to their poor performance at school and their parents being upset, children often resort to gaming.

ウ．If children neglect assignments due to gaming, they often get bad grades that may concern their parents.

エ．The amount of time children spend gaming causes their parents to be upset, often resulting in lower academic performance.

問6　下線部(43)が指す内容として最も適当なものを，ア〜エから一つ選べ。

ア．becoming obsessed with playing video games

イ．hearing about people gaming for several hours each day

ウ．the fact that gamers cannot sleep or eat properly

エ．the possibility of gaming disorders becoming more common

問7　本文の内容と合うものを，ア～キから二つ選び，(44)と(45)に一つずつ
マークせよ。ただし，マークする記号（ア，イ，ウ，...）の順序は問わない。

ア．According to one survey in the U.S., preteen girls spend more
time playing video games than boys of the same age group.

イ．While children play video games alone, they are still able to
practice the necessary social skills to communicate with friends.

ウ．Gamers might devote their time to the hobby of gaming rather
than eating healthy food.

エ．There is a possibility that academic problems have some
connections to the amount of time gaming.

オ．A man in his twenties ended up losing his life after gaming for
a few hours despite getting enough rest.

カ．Incidents like the Korean man who died after playing video
games for a long time are normal.

キ．Gaming for three to four hours over a seven-day period is
hazardous to one's well-being.

（以 下 余 白）

化 学

問題

30年度

Ⅰ 下記に示した8種類の分子に関する文章(1)～(4)中の空欄 [1] ～ [10] にあてはまる最も適切なものを，それぞれの**解答群**から選び，解答欄にマークせよ。ただし，同じものを何度選んでもよい。

分子：水素，窒素，塩素，メタン，塩化水素，水，アンモニア，二酸化炭素

(1) 8種類の分子のうち，2組の非共有電子対（孤立電子対）をもつ分子は [1] 個，極性分子は [2] 個，二重結合をもつ分子は [3] 個ある。また，分子中の電子の総数が最も多い分子は [4] である。

(2) 8種類の分子のうち，水の電気分解で得られるのは [5] であり，石灰石を強熱することで製造されるのは [6] である。また，塩化ナトリウムに濃硫酸を加えて加熱することで得られるのは [7] であり，この反応と同じ原理の反応は [8] である。

(3) メタンと塩素を混合し，光を照射すると [9] 反応が進み，塩素化合物が生じる。

(4) メタン，水，アンモニアを比べると，沸点は高い方から [10] の順になる。

$\boxed{1}$ ～ $\boxed{3}$ に対する解答群

① 1　　② 2　　③ 3　　④ 4　　⑤ 5

⑥ 6　　⑦ 7　　⑧ 8

$\boxed{4}$ ～ $\boxed{7}$ に対する解答群

① 水　素　　② 窒　素　　③ 塩　素　　④ メタン

⑤ 塩化水素　⑥ 水　　　⑦ アンモニア　⑧ 二酸化炭素

$\boxed{8}$ に対する解答群

① $Pb + PbO_2 + 2H_2SO_4 \longrightarrow 2PbSO_4 + 2H_2O$

② $CaF_2 + H_2SO_4 \longrightarrow 2HF + CaSO_4$

③ $2NH_3 + H_2SO_4 \longrightarrow (NH_4)_2SO_4$

④ $2KI + H_2O_2 + H_2SO_4 \longrightarrow I_2 + 2H_2O + K_2SO_4$

⑤ $2KMnO_4 + 5H_2O_2 + 3H_2SO_4 \longrightarrow 2MnSO_4 + 5O_2 + 8H_2O + K_2SO_4$

$\boxed{9}$ に対する解答群

① 縮　合　　② 脱　離　　③ 付　加　　④ 重　合　　⑤ 置　換

$\boxed{10}$ に対する解答群

① メタン ＞ 水 ＞ アンモニア　　② メタン ＞ アンモニア ＞ 水

③ 水 ＞ メタン ＞ アンモニア　　④ 水 ＞ アンモニア ＞ メタン

⑤ アンモニア ＞ メタン ＞ 水　　⑥ アンモニア ＞ 水 ＞ メタン

Ⅱ　雨水に関する次の文章を読み，設問(1)～(6)中の空欄 | 11 | ～ | 25 | にあてはまる最も適切なものを，それぞれの**解答群**から選び，解答欄にマークせよ。ただし，同じものを何度選んでもよい。また，原子量は H＝1.0，C＝12，O＝16，Na＝23，S＝32 とし，必要であれば，$\log_{10}2＝0.30$，$\log_{10}3＝0.48$，$\log_{10}5＝0.70$ を用いよ。なお，気体はすべて理想気体とみなし，気体分子 1 mol の体積は標準状態で 22.4 L とする。

　　自然の雨水には　空気中の二酸化炭素が溶けているため，雨水の pH は純水の pH
　　　　　　　　　　(ア)
より低くなる。たとえば，空気中の二酸化炭素が十分に溶けた雨水の pH は約 5.6 である。しかし，空気中に化石燃料の燃焼や火山活動によって放出された　硫黄酸化物や
　　　　　　　　　　　　　　　　　　　　　　　　　　　　　　　　　　　　(イ)
窒素酸化物が含まれていると，これらの一部が空気中で化学反応を起こし，　硫酸
(ウ)　　　　　　　　　　　　　　　　　　　　　　　　　　　　　　　　(エ)
や　硝酸になり，これらが溶けた雨水の pH はさらに低くなる。このような雨を一般
　(オ)
に酸性雨という。酸性雨は，河川，湖沼，土壌を酸性化して生態系に悪影響を与えるほ
か，　鉄筋コンクリート，大理石の床，彫刻，　銅の屋根を腐食して建造物や文化財
　　(カ)　　　　　　　　　　　　　　　　(キ)
にも被害を与えている。

(1)　下線部 **(ア)** において，空気中に含まれる二酸化炭素が体積として 0.040％を占めるとき，20℃，$1.0×10^5$ Pa の空気と接している雨水 1.0 L 中に溶けている二酸化炭素の質量は | 11 | $×10^{\boxed{12}}$ g で，溶けている二酸化炭素を標準状態の体積に換算すると | 13 | $×10^{\boxed{14}}$ L である。ただし，二酸化炭素は，$1.0×10^5$ Pa のとき 20℃の水 1.0 L に $3.9×10^{-2}$ mol 溶けるものとする。

(2)　硫黄 1.6 kg が燃焼して生成した下線部 **(イ)** の物質が全て硫酸に変化した場合，| 15 | kg の 96％濃硫酸をつくることができる。

(3)　下線部 **(ウ)** の物質のうち，一酸化窒素を捕集する場合は | 16 | 置換を用い，二酸化窒素を捕集する場合は | 17 | 置換を用いる。

(4) 下線部（エ）の物質のみが溶けている雨水を 10 L 正確に採取し，大部分の水分を
蒸発させた後，蒸留水を加えて液量を正確に 30 mL とした。この溶液 10 mL を
　18　の実験器具で正確にはかりとり，コニカルビーカーに入れ，さらにフェ
ノールフタレイン溶液を 2 滴加えた。2.0×10^{-2} mol/L 水酸化ナトリウム水溶液を
　19　の実験器具に入れ，先のコニカルビーカーに滴下すると，中和点までの滴
下量は 5.0 mL であった。コニカルビーカー中の硫酸のモル濃度は
　20　$\times 10^{\boxed{21}}$ mol/L，採取した雨水の pH はおよそ　22　である。ただ
し，水酸化ナトリウムおよび硫酸は水溶液中で，それぞれ完全に電離しているものと
する。

(5) 下線部（オ）の物質を工業的に合成する方法として　23　がある。

(6) 下線部（カ）の鉄筋に含まれる鉄を希硫酸が溶かすときに生成する気体は
　24　であり，下線部（キ）に含まれる銅を希硝酸が溶かすときに生成する気体
は　25　である。

　11　および　13　に対する解答群

① 1.2　　② 1.6　　③ 2.3　　④ 3.5　　⑤ 4.4

⑥ 5.1　　⑦ 6.9　　⑧ 7.8　　⑨ 8.7

　12　，　14　および　21　に対する解答群

① −1　　② −2　　③ −3　　④ −4　　⑤ −5

⑥ −6　　⑦ −7　　⑧ −8　　⑨ −9

　15　に対する解答群

① 3.2　　② 3.6　　③ 3.9　　④ 4.1　　⑤ 4.3

⑥ 4.7　　⑦ 4.9　　⑧ 5.1　　⑨ 5.7　　⓪ 5.9

16 および 17 に対する解答群
① 上 方　② 下 方　③ 水 上

18 および 19 に対する解答群

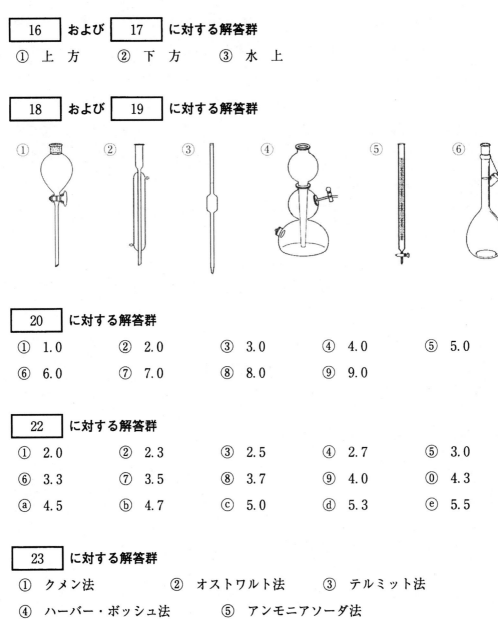

20 に対する解答群
① 1.0　② 2.0　③ 3.0　④ 4.0　⑤ 5.0
⑥ 6.0　⑦ 7.0　⑧ 8.0　⑨ 9.0

22 に対する解答群
① 2.0　② 2.3　③ 2.5　④ 2.7　⑤ 3.0
⑥ 3.3　⑦ 3.5　⑧ 3.7　⑨ 4.0　⓪ 4.3
ⓐ 4.5　ⓑ 4.7　ⓒ 5.0　ⓓ 5.3　ⓔ 5.5

23 に対する解答群
① クメン法　② オストワルト法　③ テルミット法
④ ハーバー・ボッシュ法　⑤ アンモニアソーダ法
⑥ アルコール発酵　⑦ オゾン分解

24 および 25 に対する解答群
① 一酸化窒素　② 二酸化窒素　③ 二酸化硫黄
④ 三酸化硫黄　⑤ 水 素

Ⅲ　下記に示した６種類の金属塩Ａ〜Ｆが，ラベルのはがれた試薬瓶に１種類ずつ入っている。金属塩Ａ〜Ｆの同定を行うために，試薬瓶から金属塩Ａ〜Ｆを個別の試験管に少量取り出し，水溶液にして実験１）〜実験５）を行った。これらについての文章(1)〜(7)中の空欄　26　〜　36　にあてはまる最も適切なものを，それぞれの**解答群**から選び，解答欄にマークせよ。ただし，同じものを何度選んでもよい。

　　　　　　　　金属塩：$CuSO_4$，$Al_2(SO_4)_3$，$CaCl_2$，K_2CrO_4，$FeCl_3$，$AgNO_3$

実験１）　金属塩Ａ〜Ｆのそれぞれの水溶液に金属亜鉛を加えると，金属塩Ａ，Ｂおよび Ｃ の水溶液からのみ金属が析出した。

実験２）　金属塩Ａおよび Ｂ の水溶液を塩酸で酸性にした後，硫化水素ガスを通じると，どちらの水溶液からも黒色沈殿が生成した。

実験３）　金属塩Ｃおよび Ｅ の水溶液に金属塩Ａの水溶液を加えると，どちらの水溶液からも白色沈殿が生じ，過剰のアンモニア水を加えるとどちらの沈殿も溶けた。

実験４）　金属塩Ｂおよび Ｄ の水溶液に金属塩Ｅの水溶液を加えると，どちらの水溶液からも白色沈殿が生じた。

実験５）　金属塩Ｆの水溶液は硫酸酸性で強い酸化作用を示した。

(1)　金属塩Ａの水溶液に金属塩Ｆの水溶液を加えると，　26　色の沈殿が生じた。

(2)　金属塩　27　の水溶液に水酸化ナトリウム水溶液を加えると，白色の沈殿が生じ，この沈殿は過剰の水酸化ナトリウム水溶液を加えると溶けた。

(3)　金属塩　28　の水溶液にアンモニア水を加えると，赤褐色の沈殿が生じ，この沈殿は過剰のアンモニア水を加えても溶けなかった。

(4)　金属塩　29　の水溶液に水酸化ナトリウム水溶液を加えると，青白色の沈殿が生じ，この沈殿を含む水溶液を加熱すると，沈殿の色は黒色に変化した。

(5) 金属塩Fの0.2 molに相当する質量をはかりとり，希硫酸存在下で正確に1 Lとして溶液を調製した。次に，この溶液を濃度不明の過酸化水素水10 mLに加えると，10 mL加えたところで酸化還元反応が終了した。したがって，過酸化水素水の濃度は $\boxed{30}$ mol/Lであると判明した。

(6) 金属塩Cに含まれる金属イオン1 molは， $\boxed{31}$ molのシアン化物イオンと $\boxed{32}$ 結合して黄色の錯イオンを形成する。

(7) 金属塩Aの水溶液を白金電極を用いて，0.04 molの電子を流して電気分解したとき，陽極側では $\boxed{33}$ molの $\boxed{34}$ が生成し，陰極側では $\boxed{35}$ molの $\boxed{36}$ が生成した。

$\boxed{26}$ に対する解答群

① 黄   ② 濃 青   ③ 青 白   ④ 白   ⑤ 緑
⑥ 黒   ⑦ 赤 褐

$\boxed{27}$ ～ $\boxed{29}$ に対する解答群

① A   ② B   ③ C   ④ D   ⑤ E   ⑥ F

$\boxed{30}$ に対する解答群

① 0.1   ② 0.2   ③ 0.3   ④ 0.4   ⑤ 0.5
⑥ 0.6   ⑦ 0.7

$\boxed{31}$ に対する解答群

① 1   ② 2   ③ 3   ④ 4   ⑤ 5
⑥ 6   ⑦ 7   ⑧ 8

$\boxed{32}$ に対する解答群

① 水 素   ② 金 属   ③ イオン   ④ 配 位

33 および 35 に対する解答群

① 0.01 ② 0.02 ③ 0.03 ④ 0.04 ⑤ 0.05

⑥ 0.06 ⑦ 0.07 ⑧ 0.08

34 および 36 に対する解答群

① Cu ② Al ③ Ca ④ K ⑤ Fe

⑥ Ag ⑦ O_2 ⑧ H_2 ⑨ Cl_2

IV　有機化合物に関する次の文章(1)および(2)中の空欄 ┃ 37 ┃ ～ ┃ 48 ┃ にあてはまる最も適切なものを，それぞれの**解答群**から選び，解答欄にマークせよ。ただし，同じものを何度選んでもよい。また，原子量は H＝1.0，C＝12，O＝16 とする。

(1)　アニリン，安息香酸，ニトロベンゼン，フェノールを含むジエチルエーテル溶液がある。下記の操作により，これらの化合物の分離を行い，それぞれを単離した。そのフローチャートを**図Ⅳ**に示す。

　　上記のジエチルエーテル溶液に 2 mol/L の塩酸を加え，よく振り混ぜ静置し，水層W1とジエチルエーテル層E1を分離した。次に水層W1に 6 mol/L の水酸化ナトリウム水溶液を加え，生じた油状物質Aを駒込ピペットで少量とり，試験管に移して水を加えてよく振り，┃ 37 ┃ を数滴加えたところ，黒色の物質が生じた。

　　ジエチルエーテル層E1に飽和炭酸水素ナトリウム水溶液を加えて，よく振り混ぜ静置し，水層W2とジエチルエーテル層E2を分離した。水層W2に 6 mol/L の塩酸を加え，生じた沈殿をろ過によって分離し物質Bを得た。

　　ジエチルエーテル層E2に 2 mol/L の水酸化ナトリウム水溶液を加えて，よく振り混ぜ静置し，水層W3とジエチルエーテル層E3を分離した。水層W3に 6 mol/L の塩酸を加え，生じた油状物質Cを駒込ピペットで少量とり，試験管に移して水を加えてよく振り，┃ 38 ┃ を数滴加えたところ，紫色を呈した。

　　ジエチルエーテル層E3のジエチルエーテルを蒸留により除き，油状物質Dを得た。この油状物質Dを 25℃ の水に加えたところ，┃ 39 ┃。

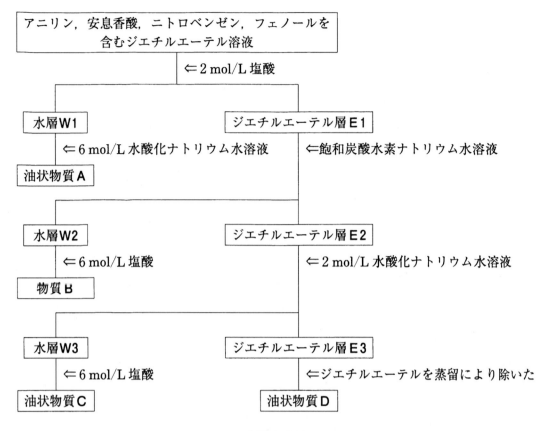

図Ⅳ　有機化合物の分離

(2)　フェノールの水溶液に，フェノールに対して大過剰の臭素を含む水を加えると，構造式　40　の白色沈殿を生じる。また，フェノールをナトリウム塩にして二酸化炭素と反応させてサリチル酸を得た後，無水酢酸と反応させるとアセチルサリチル酸が得られる。これは解熱鎮痛薬アスピリンとして用いられている。各段階の反応が収率100%で進行すると仮定すると，フェノールを0.94 g用いて反応させたとき，アスピリンが　41　g得られる。

　　ニトロベンゼンを濃硝酸と濃硫酸の混合物（混酸）と反応させると，おもに構造式　42　の化合物が得られる。

　　安息香酸は，トルエンを　43　の水溶液中で酸化して得られる。

　　アニリンは，ニトロベンゼンをスズと濃塩酸で還元してアニリン塩酸塩とした後，水酸化ナトリウム水溶液を加えることで得られる。この反応は式（ⅰ）で表され，それぞれの化合物に対する係数は　44　，　45　，　46　，　47　となる。また，アニリンを希硫酸に溶かして，25℃で　48　の水溶液を加えると，フェノールが得られる。

$$2C_6H_5NO_2 + \boxed{44}\ Sn + \boxed{45}\ HCl \longrightarrow$$

$$2C_6H_5NH_3Cl + \boxed{46}\ SnCl_4 + \boxed{47}\ H_2O \quad \cdots （ⅰ）$$

　37　および　38　に対する解答群

①　アンモニア性硝酸銀水溶液　　　　　　②　塩化鉄（Ⅲ）水溶液

③　ニンヒドリン水溶液　　　　　　　　　④　フェーリング液

⑤　硫酸酸性の二クロム酸カリウム水溶液　⑥　ヨウ素ヨウ化カリウム水溶液

　39　に対する解答群

①　溶けて均一溶液となった　　　　　　　②　固体となり水に浮かんだ

③　固体となり底に沈んだ　　　　　　　　④　液体のまま水に浮かんだ

⑤　液体のまま底に沈んだ

40 に対する解答群

①

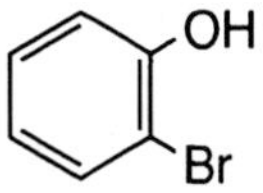

②

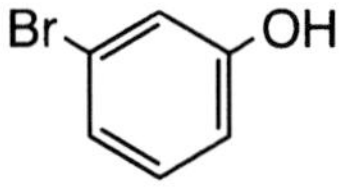

③

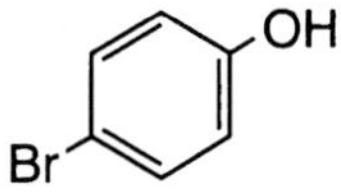

④

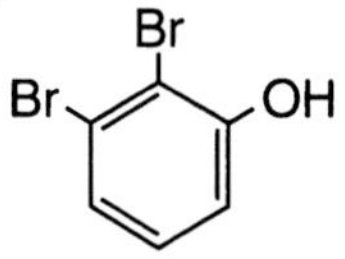

⑤

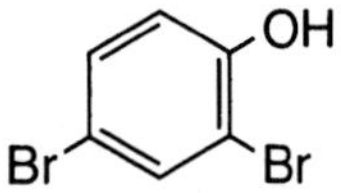

⑥

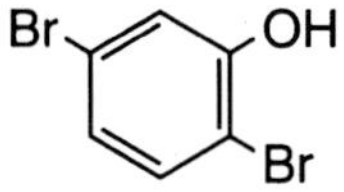

⑦

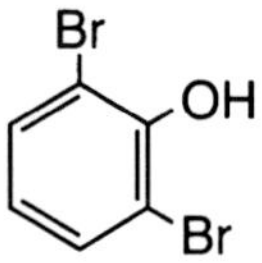

⑧

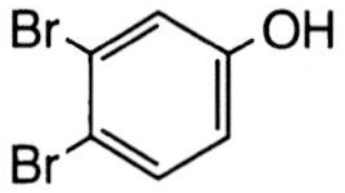

⑨

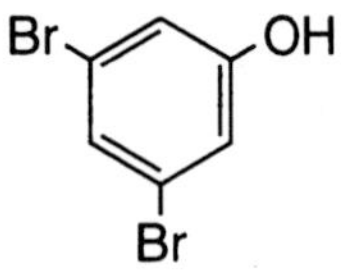

⓪

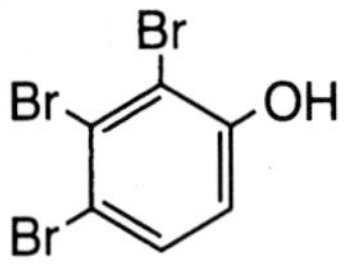

ⓐ

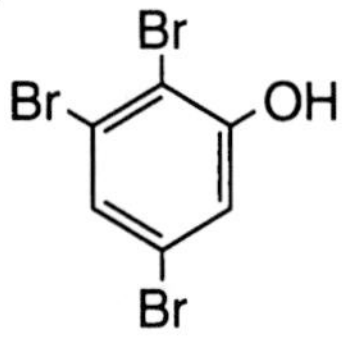

ⓑ

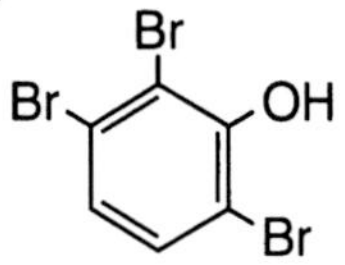

ⓒ

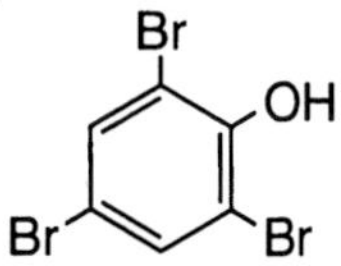

ⓓ

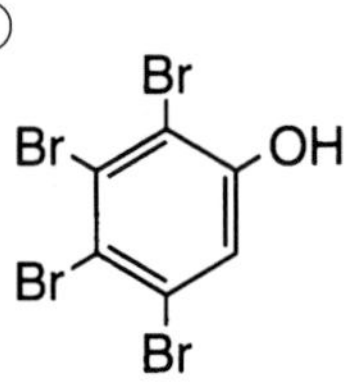

ⓔ

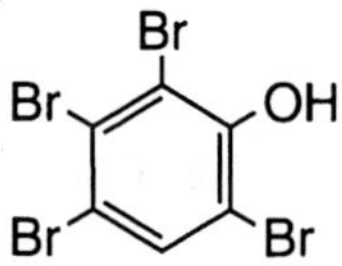

ⓕ

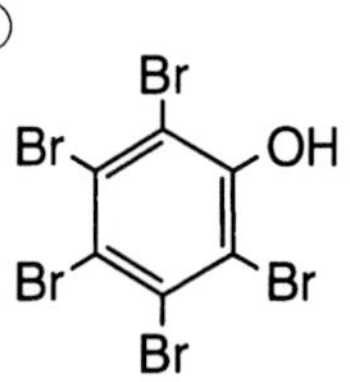

41 に対する解答群

① 0.88　　② 0.94　　③ 1.2　　④ 1.4　　⑤ 1.6

⑥ 1.8　　⑦ 2.0　　⑧ 2.2

42 に対する解答群

①

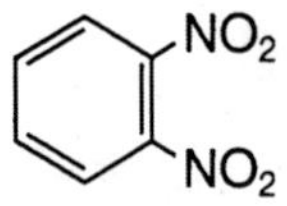

②

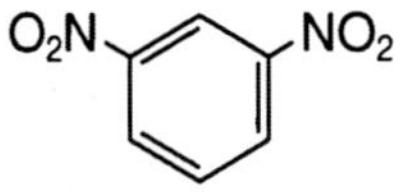

③

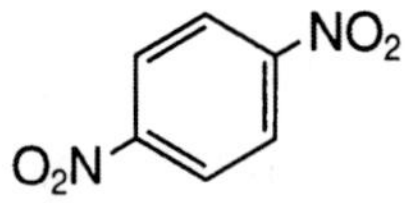

④

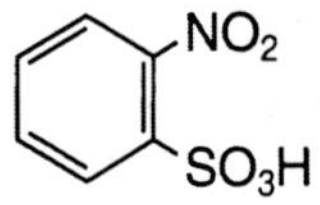

⑤

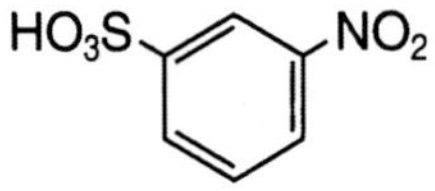

⑥

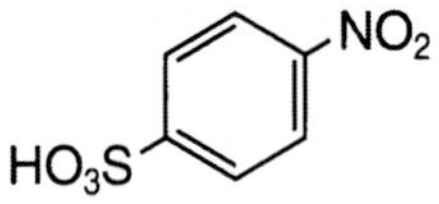

43 に対する解答群

① 塩化カリウム　　② 過マンガン酸カリウム　　③ 水酸化カリウム

④ シアン酸カリウム　　⑤ ヨウ化カリウム　　⑥ 硫酸カリウム

44 ～ 47 に対する解答群

① 1　② 2　③ 3　④ 4　⑤ 5　⑥ 6　⑦ 7

⑧ 8　⑨ 9　⓪ 10　ⓐ 11　ⓑ 12　ⓒ 13　ⓓ 14

ⓔ 15　ⓕ 16　ⓖ 17　ⓗ 18　ⓘ 19　ⓙ 20

48 に対する解答群

① 亜硝酸ナトリウム　　② 塩化ナトリウム　　③ 硝酸ナトリウム

④ 水酸化ナトリウム　　⑤ 炭酸ナトリウム　　⑥ 硫酸ナトリウム

英　語

解答　30年度

Ⅰ

〔解答〕

〔A〕1．ア　2．エ　3．イ

〔B〕4．エ　5．ウ　6．エ

〔出題者が求めたポイント〕

1．ア　the bus が次の It に対応。

2．エ　the sea lion show「アシカショー」が次の It に対応。

3．イ　one of those DVDs on cute fish を受けて次に watch it となる。

4．エ　Would you mind doing? → Not at all. とつながる。

5．消去法で考える。

　　ア　配達番号は入力済

　　イ　まだ荷物を取りに行く段階ではない

　　エ　既に電話中

6．エ　「午前中には家に絶対いる」ので午前中に配達してほしい → 午後にいないなら、それが一番いいね。

〔全訳〕

〔A〕

A：今回は今年最高の校外見学よね。水族館大好き。

B：だいたい全部見たと思うわ。ショーに行かない？

A：乗らないといけないバスまで時間あるかしら。

B：あると思うけど。バスはまだ 1 時間は出ないから。

A：そうね。大丈夫だわ。イルカショー見に行くのはどう？

B：ごめんなさい。数週間前に家族と一緒にここへ来て、それは見たの。

A：アシカショーのような、他の何かにも行けるわ。

B：いいわね！　それはホントにいいと聞いたことがある。5 分後に始まるわ。

A：ということは、ショーの後ギフトショップに行く時間もあるわね。

B：見た目が面白いサメのことを本で見たことがあるわ。妹に買って帰るのはどうかしら。

A：妹さんはそれにはちょっと幼ないんじゃない？　彼女には怖すぎるかもね。

B：そうかもね。このかわいい魚の DVD のどれかがいいと思うわ。

A：いい考えね！　家族みんなで見れるものね。

〔B〕

A：トシ、外出中に郵便局が小包を配達しに来たみたい。明日配達してもらうのに、どうしたらいいの？

B：やあサラ、簡単だよ。会社でいつもやってることさ。紙に書いてある指示に従うだけでいいよ。

A：でも全部日本語なのよ！　助けてくれる？

B：いいよ。見せてごらん。一緒にやろう。

A：ありがとう！　電話はあるわ。で、まず何をするの？

B：この番号にダイヤルし、それから配達番号を入力して。

A：オッケー、やったわ。でも、何も起こらないわよ。次は何をするの？

B：そう次には、このキーを押して次の段階へ進むんだ。

A：やったわ。そこへ行けた。

B：いいね。今度は明日の日付を入力するんだ。1-1-1-2、それからこの選択肢から時間を選んで。

A：え〜っと、朝は確実に家にいるわ。だから、その時に配達してもらう。

B：午後不在なら、それがいいね。

Ⅱ

〔解答〕

（7）ク　（8）エ　（9）キ　（10）ウ　（11）オ　（12）ア

〔出題者が求めたポイント〕

（7）an increase in temperatures and sea levels
「気温と海面の上昇」

（8）A means B「A は B を意味する」

（9）The effects of human activity can also be seen in 〜
「人的活動の影響は〜にも見られる」

（10）demand for tree products and farmland
「木製品や農地の需要」

（11）we can also be part of the solution
「人類は解決策の一部にもなり得る」

（12）practice conservation「（環境）保全を実践する」

〔全訳〕

　地球は急速に変化している。もちろん、人々の助けを少々借りて。我々が石炭と石油をエネルギーに使うことが、地球温暖化をもたらしている。この温暖化は気温と海面水温の上昇と極氷の減少をもたらしている。しかし、地球温暖化だけが地球に与えられる影響ではない。気候変動は、熱、寒さ、雨、干ばつなど、あらゆる種類のより極端な気象を意味する。

　人間活動の影響は、地球の動植物の生活にも見られる。木製品と農地の需要は森林破壊につながり、地球規模の旅行のために、侵入種 — 他の場所から持ち込まれた植物や動物 — が容易に移動するようになる。

　幸いにも、たとえ我々人間が原因だとしても、我々は解決策の一部にもなりうる。例えば、我々が資源保護を実践するなら、石炭と石油の使用量を大幅に減らすことができ、土地管理が改善されれば森林破壊を防ぐことができる。環境をよく理解さえすれば、侵入する動植物の制御すらできるのだ。

Ⅲ

〔解答〕

13．ア　14．エ　15．ア　16．イ

17．ア　18．ウ　19．ウ　20．ア

〔出題者が求めたポイント〕
13. lay〔put / place〕A on B「A を B の上に置く」
   の過去形（lay – laid – laid）
14. V = admit、O = what 節、の関係で分詞構文。
15. James, who ... was the leader of the group, とつ
   ながっている（関係詞主格。連鎖関係詞節）
16. more of A than B「B と言うよりも A」
   （A・B ともに名詞要素）
17. none of the furniture was ruined
   「家具のどれ一つとしてダメになっていなかった」
   ＝「家具はすべて大丈夫だった」
18. so skillful a hand
   ＝ a very skillful hand「匠の技、名工」
19. those (who were) present「出席者」と同じ用法
20. 仮定法過去完了の if 省略による倒置
   （＝ if she had taken ...）

IV
〔解答〕
21. イ　　22. ア　　23. イ　　24. イ
〔出題者が求めたポイント〕
21. for good「永久に」（＝ forever / eternally）
   ≒ for the rest of one's life「生涯ずっと」
22. make do with ～「～で間に合わせる」
   ≒ manage using ～「～をかろうじて使う」
23. wear oneself out「自分自身を疲れさせる」
   ≒ become very tired「非常に疲れる」
24. learn ～ by heart「～を暗記する」（≒ memorize）

V
〔解答〕
25. ア　　26. イ　　27. ア　　28. イ　　29. イ
〔出題者が求めたポイント〕
25. fundamentally ≒ basically「基本的には」
26. unhappy → frown「しかめっ面」
27. be responsible for ～
   ≒ be blame for ～「～に責任がある」
28. a large amount of ＝ numerous「大量の」
29. establish rules「規則を定める」
   （establish ≒ create「を作る」）

VI
〔解答〕
[A]（30）ウ　（31）ア　　[B]（32）ウ　（33）エ
[C]（34）イ　（35）ア　　[D]（36）エ　（37）カ
〔出題者が求めたポイント〕
[A]（Ms. Smith arrived）home only to find that her
   house (was a complete mess.)
[B]（... you should) keep trying to do what you want
   (to do.)
[C] It seems true of everybody that (passions
   weaken, but ...)

[D] Nothing brings people together so easily as a
   hobby (that they share.)

VII
〔解答〕
問 1（38）エ　問 2（39）エ　問 3（40）エ　問 4（41）エ
問 5（42）ウ　問 6（43）ア　問 7（44）(45)ウ・エ
〔出題者が求めたポイント〕
問 1. 第 1 段落第 2 文に一致。
問 2. ア　ago、イ　just slightly「ごくわずか」、
   ウ　no more than「たった」が不適。
問 3. エ　decrease ではなく increase
問 4. エ　despite「にもかかわらず」が不適。
問 5. [A = 宿題をせずにゲームをやりすぎる]
   [B = 学校の成績が下がる]
   [C = 親が怒る（動揺・失望する）]
   （42）は A → B + C（または A → B → C）
   ア　A → C（B は無関係）
   イ　B + C → A
   ウ　A → B → C
   エ　A → C → B
問 6. become addicted「中毒になる」（同段落第 1 文）
   ≒ ア　become obsessed with ～
問 7. ア　girls と boys が逆
   イ　they are still able to が不適
   ウ　第 4 段落第 3 文に一致
   エ　第 5 段落に一致
   オ　for a few hours が不適
   カ　are normal が不適
   キ　週に 3 ～ 4 時間なら hazardous「危険な」（＝
   dangerous）ではない。
〔全訳〕
　幼少期は楽しいことばかりの時代であり、大人の多く
は自分の幼少期を思い出して愛おしく感じる。かくれん
ほとか鬼ごっことかチェスとかして遊んだなぁ、と。遊
びは、子供が他者と関わってうまくやっていくやり方を
身につける 1 つの方法であり、心身を動かす健康的な方
法の 1 つでもある。しかし、今日の遊びは以前と同じで
はなく、今日の子供の多くは遊び時間の大半を室内で過
ごし、ゲームをしながらコンピューターの画面に釘付け
になっている。
　アメリカの子供に関する最近の調査によれば、8 ～ 12
歳の子供は週に少なくとも 13 時間をゲームに費やして
いる。この年齢層では男子の方が費やす時間ははるかに
長く、週平均 16 時間である。ゲームをすることは有益
だ（問題解決に関わることも多いので）と言う人もいる
が、ゲームの悪影響は圧倒的である。
　大問題の 1 つは、ほとんどの時間、ゲームをしている
子供は、社会生活や人間関係で問題を抱えている可能性
があることだ。こうした子供はほとんどの時間一人で過
ごしており、テレビやコンピューターとは関わるが、実
際の人間とは関わっていないので、友情が損なわれてい

る。こうした子供は問題を共有して解決するのが難しい場合がある。なぜならば、一人でコンピューターを相手にしていて、こういったスキルは練習していないからだ。

　ゲームをすることのもう 1 つの潜在的悪影響は健康面である。ゲームをすることは大した身体的活動ではなく、プレイヤーは普通、何時間も椅子に座っている。さらに、プレイヤーはバランスのとれた食事をする時間がとれない場合があり、その代わりに軽食として手近にあるものを何でも食べる（健康的な食べ物であろうと、なかろうと）。その結果、プレイヤーは体調を壊す場合がある。

　さらに、ゲームをする人は学業上の問題を抱える可能性が高くなる。なぜならば、ゲームをする時間が、宿題をする時間よりも長くなるからだ。(42)この結果、学校の成績が下がることが多く、親が怒るという望まない副作用もついてくる。

　最後に、ゲームには常に中毒性がある。1 日 4 ～ 5 時間、さらには終日ゲームをしている人のことを耳にする機会が増えてきた。(43)これが起こったのは 28 歳の韓国人男性で、彼は週に約 50 時間オンラインゲームをして、睡眠も食事も不十分だった。その結果、ゲーム中毒で彼は死亡した。

　これはもちろんゲームをすることの危険性の極端な例だが、ゲームは他の全てのことと同様、ほどほどにやるべきだという警告として役立つ。週に 2、3 時間くらいなら害はないだろうが、1 日数時間となると、健康に悪影響を与える可能性がある。

化　学

解答　30年度

I

〔解答〕

(1)　1 ②　　2 ③　　3 ①　　4 ③

(2)　5 ①　　6 ⑧　　7 ⑤　　8 ②

(3)　9 ⑤　　10 ④

〔出題者が求めたポイント〕

物質の基本的性質

〔解答のプロセス〕

(1)　2組の非共有電子対をもつのは窒素と水である。

$$:N::N:\quad H\overset{\displaystyle \cdot\cdot}{\underset{\displaystyle \cdot\cdot}{O}}H$$

極性分子は，塩化水素，水，アンモニアの3種。

二重結合をもっているのは二酸化炭素のみ。

電子の総数は，電子式に表れない内側の電子殻もちゃんと数えること。原子番号（＝陽子数）を考えるとよい。よって，塩素。

(2)　水の電気分解で得られるのは，水素と酸素。ここでは選択肢の中にある水素を選択。

石灰石の加熱で得られるのは，二酸化炭素。

塩化ナトリウムと濃硫酸との反応で発生するのは，塩化水素である。

$$NaCl + H_2SO_4 \longrightarrow NaHSO_4 + HCl$$

この反応は，弱酸の遊離ではないことに注意。揮発性の酸が取り除かれることで進行する反応である。似た反応はフッ化水素が発生する②。

(3)　メタンと塩素を混合して光をあてると，置換反応が進む。

(4)　水とアンモニアは，同じ周期の元素の水素化物であるメタンに比べて，水素結合により分子間の相互作用が強いので沸点が高い。

水は常温で液体，アンモニアは同条件で気体なので，水＞アンモニア＞メタンの順となる。

II

〔解答〕

(1)　11 ⑦　　12 ④　　13 ④　　14 ④

(2)　15 ⑧

(3)　16 ③　　17 ②

(4)　18 ③　　19 ⑤　　20 ⑤　　21 ③　　22 ⓐ

(5)　23 ②

(6)　24 ⑤　　25 ①

〔出題者が求めたポイント〕

中和，無機化学

〔解答のプロセス〕

(1)　分圧が $\dfrac{0.040}{100} \times 1.0 \times 10^5$ Pa になるので，溶けるのは

$$\frac{0.040}{100} \times 3.9 \times 10^{-2} = 1.56 \times 10^{-5} \text{[mol]}$$

これを質量や体積に換算する。

(2)　硫黄 1.6kg は 50mol なので，硫酸は 50mol 作られる。

よって，

$$50\text{[mol]} \times 98\text{[g/mol]} \times \frac{100}{96} = 5.10\cdots \times 10^3\text{[g]}$$

(3)　一酸化窒素は水にとけにくいので，水上置換で捕集する。

二酸化窒素は水にとけやすく，空気より重いので下方置換を用いる。空気との重さの比較は空気の平均分子量 28.8 と比較するとよい。

(4)　体積を正確にはかりとるのはホールピペットの③。

滴下に用いるのはビュレットの⑤。

硫酸のモル濃度は

$$2.0 \times 10^{-2} \times \frac{5.0}{1000} \times 1 = C \times \frac{10}{1000} \times 2$$

$$C = 5.0 \times 10^{-3}\text{mol/L}$$

雨水の pH は

$$[H^+] = 2 \times 5.0 \times 10^{-3} \cdot \frac{30 \times 10^{-3}}{10} = 3.0 \times 10^{-5}$$

であるから，

$$pH = -\log 3 + 5 = 4.52$$

(6)　鉄は酸に溶けて水素を発生する。

銅は酸化力の強い酸にとける。希硝酸の場合，発生するのは一酸化窒素である。

III

〔解答〕

(1)　26 ⑦

(2)　27 ④　　(3) 28 ③　　(4) 29 ②

(5)　30 ③

(6)　31 ⑥　　32 ④

(7)　33 ①　　34 ⑦　　35 ④　　36 ⑥

〔出題者が求めたポイント〕

陽イオンの沈殿，電気化学

(5)　反応するのは $CrO_4{}^{2-}$ ではなく，酸性条件下で存在する $Cr_2O_7{}^{2-}$ であることに注意。濃度も少し変わる。

〔解答のプロセス〕

実験1)から，A，B，C は Zn よりもイオン化傾向の小さい Cu，Fe，Ag が含まれると予想される。このうち，A，B は酸性条件下で硫化物の沈殿が作られるので，C が $FeCl_3$ となる。

また，実験3)から，A と $FeCl_3$ を混ぜると沈殿が生じることから，A は $AgNO_3$ とわかり，B が $CuSO_4$ となる。

実験4)では，B と E で沈殿が生じているが，選択肢の中に Cu^{2+} と沈殿をつくるものはない。よって，$SO_4{}^{2-}$ と沈殿を作る $CaCl_2$ が E で，D には同じく $SO_4{}^{2-}$ を含

む $Al_2(SO_4)_3$ が入る。

以上から，F は余りの K_2CrO_4 となる。

⑴　A と F を加えて作られるのは $AgCrO_4$ で赤褐色である。

⑵　白色の水酸化物の沈殿を作るのは，選択肢の中では Al^{3+} のみ。

⑶　アンモニア水で赤褐色の沈殿をつくるのは Fe^{3+}

⑷　水酸化ナトリウムで青白色の沈殿をつくるのは Cu^{2+}

⑸　F に含まれる CrO_4^{2-} は酸性条件下で $Cr_2O_7^{2-}$ となる。

$$2CrO_4^{2-} + 2H^+ \longrightarrow Cr_2O_7^{2-} + H_2O$$

CrO_4^{2-} 0.2mol からは，$Cr_2O_7^{2-}$ 0.1mol が得られるので，溶液の濃度は 0.1mol/L，反応式

$$Cr_2O_7^{2-} + 14H^+ + 6e^- \longrightarrow 2Cr^{3+} + 7H_2O$$
$$H_2O_2 \longrightarrow O_2 + 2H^+ + 2e^-$$
$$\therefore \ 0.1 \times \frac{10}{1000} \times 6 = C \times \frac{10}{1000} \times 2$$
$$C = 0.3 \,[mol/L]$$

⑹　Fe^{3+}，Fe^{2+} ともに配位子は 6 個である。よって，金属イオン 1mol と結合する CN^- は 6mol。
その結合は CN^- の電子が Fe イオンの空軌道に提供される配位結合である。

⑺　陽極・陰極での反応は
（陽極）　$2H_2O \longrightarrow O_2 + 4H^+ + 4e^-$
（陰極）　$Ag^+ + e^- \longrightarrow Ag$
であるから，0.04mol の電子の反応で，0.01mol の O_2 と，0.04mol の Ag が生成する。

Ⅳ
〔解答〕
⑴　37 ⑤　38 ②　39 ⑤
⑵　40 ⓒ　41 ⑥　42 ②　43 ②
　　44 ③　45 ⓓ　46 ③　47 ④
⑶　48 ①

〔出題者が求めたポイント〕
有機化学（芳香族）
⑵　配向性の出題は教科書外の内容であるが，出題されていることが多いのでおさえておきたい。

〔解答のプロセス〕
⑴　最初に分離されるのはアニリンで，酸化されて黒変する。次に分離されるのは安息香酸，その次がフェノールである。フェノールの検出には塩化鉄(Ⅲ)を用いる。
ニトロベンゼンは黄色・油状の物質で，常温の水に溶けない。比重が大きいので，油滴となって沈む。

⑵　フェノールのもつヒドロキシ基は，オルト・パラ配向性なので，2,4,6-トリブロモフェノールが生じる。フェノールは分子量 94 なので，0.94g は 0.01mol。
よって各段階の収率が 100 % であれば，収量は 0.01mol＝1.80g となる。
混酸との反応ではニトロ化が起こるが，ニトロ基はメ

タ配向性なので，m-ジニトロベンゼンが得られる。
トルエンのメチル基は酸化反応によりカルボキシ基へと変化する。
アニリンと Sn の半反応式はそれぞれ

よって，

両辺に $2H^+$ を加え，右辺のアニリンを塩にすると，

これに，$14Cl^-$ を加えると，酸化還元反応の化学式になる。

アニリンを酸性条件下で亜硝酸ナトリウムと反応させると，塩化ベンゼンジアゾニウムが生成するが，氷冷しないとフェノールに分解する。

平成29年度

問　題　と　解　答

英　語

問題

11月 19日試験

I　次の対話文の空所に入れるのに最も適当なものを，それぞれア〜エから一つ選べ。

〔A〕

A：Hi, Mom. I'm home from school.

B：You're home early for a Wednesday. How'd you do on the history test today?

A：_____1_____

B：Well, let me know on Friday then, when you get it back.

A：Will do. I still have one more test tomorrow in biology.

B：If I'm not mistaken, your brother took the same class last year, didn't he?

A：That's right. _____2_____

B：I'm sure he does. He might even have last year's test. He keeps everything.

A：Great idea, Mom! That would really be helpful.

B：Don't you have your part-time job this evening?

A：Actually, _____3_____ .

B：It's good that you're free. That job takes far too much of your time.

1．ア．I don't know, but our teacher said we'd get it back tomorrow.

　　イ．I think I did OK, but I'll get the results in a couple of days.

　　ウ．It was short and easy, but I won't know my grade until early next week.

　　エ．The teacher is out until Friday, maybe longer, so we didn't take it.

2．ア．He might be able to tell me about last year's exam.

　　イ．He often says he should've taken this class last year.

　　ウ．Maybe he can give me his notes, if he still has them.

　　エ．Probably, he could tell me what he studies.

3．ア．I was unable to find anyone to work for me this evening

　　イ．I'll only work a few hours in the early evening

　　ウ．I'm going to quit that job soon because I'm just too busy

　　エ．I'm off tonight so I can study for the test

〔B〕

A： Wow! It looks like you've lost a lot of weight, Josh.

B： I've been going to the gym, and I've lost ten kilograms.

A： That's great! How did you do that?

B： I kept a strict schedule where _____4_____ .

A： That's a lot. But at least you never did both on the same day.

B： But exercising hasn't been enough. I also changed other parts of my lifestyle.

A： _____5_____

B： Yes, I did. From Sunday to Friday, I was careful, but on Saturdays I let myself have anything I wanted.

A： I've been thinking about losing some weight, too. Could we start exercising together?

B： Sure, but _____6_____ .

A： That's not a problem. Weekdays are best for me, too.

4． ア． every day I lifted weights for two hours and then had a short swim

　　 イ． I ate a healthy breakfast of eggs and fruit every day

　　 ウ． I went to the gym six days a week and some holidays

　　 エ． one day I swam and the next day I lifted weights

5． ア． Did you seriously follow some kind of special diet?

　　 イ． Did you stop taking public transportation and ride your bike to work?

　　 ウ． So, did you stop working so much overtime?

　　 エ． So, did you try to sleep at least eight hours every night?

6． ア． I can't go to the gym any day this week

　　 イ． I don't go to the gym on Saturdays or Sundays

　　 ウ． I'd like you to go with me every day

　　 エ． I'd prefer to go on the weekend only

Ⅱ　次の英文の空所に入れるのに最も適当な語を，ア〜クから選べ。ただし，同じものを繰り返し用いてはならない。

There are three main advantages to having mobile phones. Firstly, there is the （　7　） of being able to make or receive a phone call at any time and in any place. Secondly, they are essential for keeping in touch with family and friends. Parents （　8　） about their children can always ring them to check they are safe, and children can let their family know if they are going to be late home. Finally, mobile phones can save lives. For example, if there is an accident, （　9　） can be called immediately, wherever the accident takes place.

On the other hand, there are significant problems with the use of mobile phones. In the first place, using mobile phones can （　10　） accidents, for instance, when people are driving and using their phone at the same time. In addition, the loud use of mobile phones in public places such as restaurants and cinemas is rude and can be very （　11　） for other people. Lastly, there has been an increase in street （　12　） directly related to mobile phones. People have been attacked and their phones stolen from them.

ア．cause　　　イ．convenience　ウ．crime　　　エ．help
オ．irritating　カ．predict　　　キ．useful　　　ク．worried

Ⅲ   次の各英文の空所に入れるのに最も適当な語句を，ア～エから一つ選べ。

13. My wife does not consider the loud noise from our neighborhood factories （   ） a big problem, but I do.
   ア．are   イ．to be   ウ．were   エ．will

14. Ann's proposal that the president （   ） the policy is not necessarily impossible.
   ア．change   イ．changed   ウ．is changing   エ．will change

15. Tom and Mary had barely left our place （   ） it began to rain hard.
   ア．after   イ．as soon as   ウ．before   エ．since

16. In the freezer, my mother keeps （   ） ice cream that nothing else can fit inside.
   ア．a lot of   イ．many more   ウ．so many   エ．so much

17. The distance from the earth to the moon is equivalent to about （   ）.
   ア．the earth's diameter of thirty times
   イ．the earth's thirty times diameter
   ウ．thirty times more of the earth's diameter
   エ．thirty times the earth's diameter

18. My father often says that his time with his best friends （   ） one of his fondest memories.
   ア．is remaining   イ．remain   ウ．remains   エ．to remain

19. You can borrow the books that my favorite author wrote, three of
   (   ) are especially good.

   ア．what　　　イ．which　　　ウ．whom　　　エ．whose

20. I was busy (   ) my room when my friends came over to my
   house.

   ア．clean　　　イ．cleaning　　　ウ．to clean　　　エ．with clean

IV 次の各英文の意味に最も近いものを，ア～エから一つ選べ。

21. Aya appeared at the party out of the blue.

　ア．Aya attended the party on a severely cold day.

　イ．Aya overcame her depression and came to the party.

　ウ．Even though Aya was very sad, she joined the party.

　エ．No one thought Aya would come to the party, but she did.

22. John ran into his old friend while going to work.

　ア．As John was going to work, he hurried to meet his old friend.

　イ．Going to his job, John had an accident while talking with his old
　friend.

　ウ．John agreed to go meet his old friend as he was going to work.

　エ．John unexpectedly met his old friend while he was going to his job.

23. The teacher passed the homework out at the end of class.

　ア．Before class was about to end, the instructor collected the
　homework.

　イ．Just before class finished, the teacher explained the homework.

　ウ．The instructor corrected the homework just before she let the
　students leave class.

　エ．The teacher distributed the homework to the class just before
　finishing.

24. Despite getting shoes a month ago, Bill has already grown out of them.

    ア．Although Bill got the shoes last month, he has already begun to dislike them.

    イ．Bill has decided to trash the shoes only one month after getting them.

    ウ．In just one month's time, Bill's shoes have already become too small for him.

    エ．The shoes have become unfashionable just one month after Bill bought them.

Ⅴ　次の（a）に示される意味を持ち，かつ（b）の英文の空所に入れるのに最も適した
　語を，それぞれア～エから一つ選べ。

25.　（a）people who have been forced to leave their country due to a war
　　　　　or for religious reasons
　　　（b）Because of conflict and violence, many （　　　） had to flee their
　　　　　homeland.
　　　　　　ア．politicians　　イ．priests　　ウ．refugees　　エ．soldiers

26.　（a）feeling positive that you can do well at something
　　　（b）I am （　　　） that I will get a good grade on this test because I
　　　　　studied hard.
　　　　　　ア．confident　　イ．effective　　ウ．efficient　　エ．proud

27.　（a）to leave or go out from a place
　　　（b）The direct flight to Bangkok will soon （　　　） from Gate 7.
　　　　　　ア．depart　　イ．escape　　ウ．fly　　エ．soar

28.　（a）a series of actions, changes or functions leading to a result
　　　（b）Getting a driver's license can be a long, difficult, and expensive
　　　　　（　　　）.
　　　　　　ア．achievement　イ．maintenance　ウ．process　　エ．request

29.　（a）doing something purposefully or with intention
　　　（b）She （　　　） broke the glass on the ground because she was
　　　　　angry.
　　　　　　ア．accidentally　イ．deliberately　ウ．eventually　　エ．forcibly

Ⅵ　次の ［A］〜［D］の日本文に合うように，空所にそれぞれア〜カの適当な語句を入れ，英文を完成させよ。解答は番号で指定された空所に入れるもののみをマークせよ。なお，文頭に来る語も小文字にしてある。

［A］　なぜ彼は考えを変えたのか分かりますか。

（　　）（　　）（　30　）（　31　）（　　）（　　）to change his mind?

ア．any idea　　　　　イ．caused　　　　　ウ．do you

エ．have　　　　　　オ．him　　　　　　カ．what

［B］　皆が同意するまでには，この問題は何百時間も議論され続けていることになるだろう。

This　issue　will　have（　　）（　32　）（　　）（　33　）（　　）

（　　）come to an agreement.

ア．been　　　　　　イ．by the time　　　　ウ．discussed

エ．for　　　　　　オ．hundreds of hours　カ．we

［C］　どれほど一生懸命にコーチが選手をリラックスさせようとしても，彼の言葉は少しも助けにならなかった。

（　　）（　　）（　34　）（　　）（　35　）（　　）relax, his words

were not helpful at all.

ア．hard　　　　　　イ．however　　　　　ウ．the coach

エ．the players　　　オ．to make　　　　　カ．tried

［D］　政治家が駅で演説しているのを見たのは，今週はこれが3回目です。

This　is（　　）（　36　）（　　）（　37　）（　　）（　　）making a

speech at the station this week.

ア．a politician　　　イ．have　　　　　　ウ．I

エ．seen　　　　　　オ．that　　　　　　カ．the third time

Ⅶ　次の英文を読み，あとの問いに答えよ。

A new study suggests that very young children who watch a lot of television may have attention problems later in school. Children with attention problems cannot sit still or control their actions. They talk too much, lose things, forget easily and are not able to finish tasks.

People with attention problems may suffer a condition known as attention deficit disorder, or ADD. Experts say the cause of ADD involves chemicals in the brain. Teachers say many children in the United States are showing signs of the disorder. Some education researchers have been saying for years that watching television at a very young age could change the normal development of the brain. For example, they say that children who watch a lot of television are not able to sit and read for an extended period of time.

The new study tested the idea that television watching by very young children is linked to attention problems by the age of seven. It involved more than 1,300 children. There were two groups of children, ages one and three. Researchers at Children's Hospital and Regional Medical Center in Seattle, Washington, reported the results in the publication *Pediatrics*. They asked the parents how often the children watched television. The parents also described their children's actions at the age of seven using a method that can tell if someone suffers attention deficit disorders.

The children who watched a lot of television at an early age were most likely to have attention problems. Every hour of watching television increased the chances of having attention problems by about ten percent. For example, children who watched three hours a day were 30 percent more likely to have attention problems than those who watched no television.

The researchers say that all the children with attention problems might not have ADD. But they still could face major learning problems in school. The findings support advice by a group of children's doctors that children under the age of two should not watch television.

One of the researchers said there are other reasons why children should not watch television. Earlier studies have linked it with children becoming too fat and too aggressive. Other experts say the new study is important, but more work needs to be done to confirm the findings and better explain the cause and effect.

問1　本文の第1段落の内容に合うものとして最も適当なものを，ア～エから一つ選べ。(38)

　　ア．A recent study has concluded without fail that children with attention problems have watched TV excessively at a very young age.

　　イ．A recent study shows attention problems observed in school may be related to the amount of time the child spent watching TV at an early age.

　　ウ．Children who have attention problems find it easy to sit still but tend to leave required tasks unfinished.

　　エ．Staying still and saying very little are characteristics that children with attention problems have.

問2　本文の第2段落の内容に合うものとして最も適当なものを，ア～エから一つ選べ。(39)

ア．A number of education researchers have pointed out that watching TV is unrelated to the development of children's brains.

イ．According to specialists, chemicals in the brain have little to do with the cause of ADD.

ウ．According to teachers, signs of ADD are observed among many children in the U.S.

エ．Researchers say that children who watch TV for a long time can concentrate on reading for many hours without often moving around.

問3　本文の第3段落の内容に合わないものを，ア～エから一つ選べ。(40)

ア．In the study, the parents were asked to explain their own actions at the age of seven, which could show the presence of ADD in the family.

イ．The findings from the new study were reported in a publication.

ウ．The researchers asked the parents of the children in the study how frequently their children were exposed to TV.

エ．The two groups in the new study consisted of young child participants who were either one or three years old.

問4　本文の第4段落の内容に合うものとして最も適当なものを，ア〜エから一つ選べ。(41)

ア．Children who watched TV for 60 minutes more than others increased their chance of developing attention problems by 20 percent.

イ．The children who watched no TV had just as much chance of developing attention problems as those who watched three hours a day.

ウ．The longer the children avoided watching TV at an early age, the greater the chance they suffered from attention problems later in life.

エ．The number of hours children watched TV at an early age was a factor in predicting the development of attention problems.

問5　本文の第5段落の内容に合うものとして最も適当なものを，ア〜エから一つ選べ。(42)

ア．According to the researchers, children who do not have ADD but who have attention problems could have some learning problems in school.

イ．The doctors' advice that children younger than two years old should not watch television does not match the findings of the study.

ウ．The research supports the doctors' suggestion that children should not be kept from watching TV before the age of two.

エ．The researchers claim that children with attention problems also have ADD.

問6　下線部(43)の内容に合うものとして最も適当なものを，ア～エから一つ選べ。

ア．Children who watch too much TV tend to become passive.

イ．Further studies are necessary to determine how watching TV relates to children's weight problems.

ウ．Previous studies revealed positive effects of children watching TV.

エ．Watching TV may be linked with children becoming overweight.

問7　本文の内容と合うものを，ア～キから二つ選び，(44)と(45)に一つずつマークせよ。ただし，マークする記号（ア，イ，ウ，...）の順序は問わない。

ア．Children who have attention problems hardly ever lose or forget things.

イ．The effect of watching TV on children's brain development has been a topic among education researchers for less than a year.

ウ　Researchers selected two groups of children ages one and three who all suffered from ADD for a new study that explored the link between TV and attention problems.

エ．Researchers reported people regardless of age who watched a lot of TV are most likely to develop ADD.

オ．The study showed that the chances of having attention problems increased about ten percent for every three hours a day spent watching TV.

カ．Children with attention problems may suffer from conditions other than ADD.

キ．Some experts claim that it is necessary to do more research before we can say that the results of the new study are true.

化 学

問題

29年度

$$\boxed{\text{11月19日試験}}$$

I 原子・分子に関する文章(1)〜(3)中の空欄 $\boxed{1}$ 〜 $\boxed{10}$ にあてはまる最も適切なものを，それぞれの**解答群**から選び，解答欄にマークせよ。ただし，同じものを何度選んでもよい。

(1) 炭素は主に ^{12}C と ^{13}C からなっており，これらを互いに $\boxed{1}$ という。これらは中性子の数が異なる。陽子の数は元素ごとに決まっており，この数をその原子の $\boxed{2}$ といい，陽子と中性子の数の和を $\boxed{3}$ という。

(2) 塩素原子には ^{35}Cl と ^{37}Cl が存在し，^{35}Cl と ^{37}Cl の存在比を 3：1 とすると，^{35}Cl を含む塩素分子と含まない塩素分子は $\boxed{4}$ の比で存在する。また，質量パーセント濃度20%の塩酸 (1.1 g/mL) 1.0 L 中には，塩化水素が $\boxed{5}$ mol 含まれ，そのうち ^{37}Cl を含む塩化水素は $\boxed{6}$ g になる。ただし，この塩酸中の水素原子は ^{1}H のみが含まれているものとし，原子量は $^{1}H = 1.0$，$^{35}Cl = 35$，$^{37}Cl = 37$ とする。

(3) 原子量は $^{12}C = 12$，すなわち 1 mol の ^{12}C を 12 g とするように定めている。このとき，6.0×10^{23} 個の粒子の集団が 1 mol であり，この粒子の数をアボガドロ数という。また，mol を単位として示された量を $\boxed{7}$ という。

いま，この原子量の基準を $^{12}C = 12$ から $^{12}C = 30$ に変更したとすると，アボガドロ数は $\boxed{8}$ 倍に，標準状態における理想気体 1 mol の体積は $\boxed{9}$ 倍，^{12}C 12 g に含まれる原子の数は $\boxed{10}$ 倍となる。ただし，^{12}C 原子 1 個の質量を 2.0×10^{-23} g とする。

1 に対する解答群

① 元　素　　② 分　子　　③ 同素体　　④ 同位体　　⑤ 異性体

2 ， 3 および 7 に対する解答群

① 原子量　　② 相対質量　　③ 物質量　　④ 質量数　　⑤ 原子番号

4 に対する解答群

① 1：1　　② 3：1　　③ 5：1　　④ 6：1　　⑤ 7：1

⑥ 9：1　　⑦ 12：1　　⑧ 15：1　　⑨ 16：1　　⓪ 3：2

ⓐ 9：4　　ⓑ 9：7

5 に対する解答群

① 0.15　　② 0.30　　③ 0.60　　④ 1.5　　⑤ 3.0

⑥ 6.0　　⑦ 15　　⑧ 30　　⑨ 60

6 に対する解答群

① 1.4　　② 2.9　　③ 5.7　　④ 14　　⑤ 29

⑥ 57　　⑦ 140　　⑧ 220　　⑨ 290　　⓪ 570

8 ～ 10 に対する解答群

① 0.125　　② 0.2　　③ 0.25　　④ 0.4　　⑤ 0.5

⑥ 1.0　　⑦ 1.5　　⑧ 1.8　　⑨ 2.0　　⓪ 2.4

ⓐ 2.5　　ⓑ 4.0　　ⓒ 5.0　　ⓓ 7.2

Ⅱ　液体と気体に関する文章(1)および(2)中の空欄 | 11 | ～ | 22 | にあてはまる
最も適切なものを，それぞれの**解答群**から選び，解答欄にマークせよ。ただし，同じも
のを何度選んでもよい。温度は27℃で一定，水の密度を $1.00\,\mathrm{g/cm^3}$，水銀の密度を
$13.5\,\mathrm{g/cm^3}$，水蒸気圧を $3.00\times10^3\,\mathrm{Pa}$ とし，水銀の蒸気圧は無視できるものとする。測
定時の大気圧は $1.01\times10^5\,\mathrm{Pa}=760\,\mathrm{mmHg}$，気体定数は $R=8.31\times10^3\,\mathrm{Pa\cdot L/(K\cdot mol)}$
とする。

(1)　一定温度の密閉した容器の中に液体を入れて放置すると，液体の表面で蒸発が起こ
るが，蒸発した分子が液面に衝突して液体にもどることもあり，この現象を | 11 |
という。時間が経つと，単位時間あたりに蒸発する分子の数と | 11 | する分子の
数が等しくなり，見かけ上，蒸発も | 11 | も起こっていない | 12 | 状態にな
る。この状態を気液平衡という。液体とその液体の蒸気が共存し，気液平衡にあると
きの蒸気の圧力をその液体の蒸気圧という。同じ温度では液体の蒸気圧が | 13 | 。
また，蒸気圧は他の気体が | 14 | 。

(2)　（a）図Ⅱに示すように，一端を閉じた断面積が $2.00\,\mathrm{cm^2}$ のガラス管に水銀を満た
し，これを水銀を入れた容器（水銀だめ）に，内部に空気が入らないように倒立させ
た。容器の水銀面から上に出ているガラス管の長さが80.0 cmだとすると，ガラス
管の内部には | 15 | cmの長さの空間が生じる。このとき， | 16 | と
| 17 | がつり合った状態となっている。
　次にガラス管の下端からエタノールを入れたところ，ガラス管上部の空間は広がり，
水銀柱は容器の水銀面から72.0 cmの高さで止まった。このとき，ガラス管内の水
銀面上には液体のエタノールは残っていなかった。さらにエタノールを加えたところ，
上部の空間は広がって，容器の水銀面から69.0 cmの高さで止まり，管内の水銀面
上に液体のエタノールが残っていた。以上のことから，エタノールの飽和蒸気圧は
| 18 | $\times10$ | 19 | Pa となり，水銀柱の水銀の高さが72.0 cmで止まったときに
加えたエタノールは | 20 | $\times10^-$ | 21 | mol となる。
　また，水銀のかわりに水を用いて，下線部（a）の操作を行うと，水柱は容器の水
面から | 22 | mの高さになった。なお，実験器具は水柱に対して十分な高さが

あるものとする。

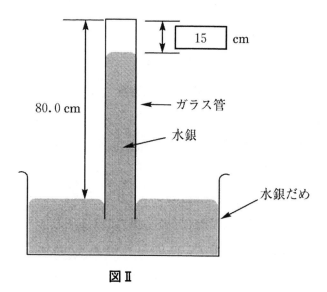

図Ⅱ

【 11 】 **に対する解答群**

① 凝　析　　　　② 凝　固　　　　③ 凝　集　　　　④ 凝　縮

【 12 】 **に対する解答群**

① 均　一　　　　② 飽　和　　　　③ 分　散　　　　④ 標　準

【 13 】 **に対する解答群**

① 高いほど蒸発しやすい　　　　② 高いほど蒸発しにくい

③ 高くても低くても蒸発のしやすさは変わらない

【 14 】 **に対する解答群**

① 共存すると大きくなる　　　　② 共存すると小さくなる

③ 共存しても変わらない

15 に対する解答群

① 1.0　　② 2.0　　③ 3.0　　④ 4.0　　⑤ 5.0

⑥ 6.0　　⑦ 7.0

16 および 17 に対する解答群

① 水銀だめの水銀面にかかる大気圧

② ガラス管内の空間に入っている気体の圧力

③ 水銀柱に働く重力による圧力

④ 水銀だめの中の水銀の重力による圧力

⑤ 水銀柱も含めた水銀全体にかかる重力による圧力

⑥ 水銀の比重

18 に対する解答群

① 1.06　　② 1.46　　③ 4.00　　④ 5.32　　⑤ 7.00

⑥ 7.60　　⑦ 8.00　　⑧ 9.17　　⑨ 9.30　　⓪ 9.57

19 および 21 に対する解答群

① 1　　② 2　　③ 3　　④ 4　　⑤ 5

⑥ 6　　⑦ 7　　⑧ 8　　⑨ 9

20 に対する解答群

① 1.71　　② 3.07　　③ 3.41　　④ 6.15　　⑤ 6.83

⑥ 8.54

22 に対する解答群

① 9.70　　② 9.96　　③ 10.0　　④ 10.3　　⑤ 10.6

Ⅲ　酸化還元に関する文章(1)および(2)中の空欄 $\boxed{23}$ ～ $\boxed{33}$ にあてはまる最も適切なものを，それぞれの**解答群**から選び，解答欄にマークせよ。ただし，同じものを何度選んでもよい。

(1) 過マンガン酸カリウム水溶液を硫酸酸性とした後，過酸化水素水を少しずつ加え，よく振ったところ，過マンガン酸カリウム水溶液の赤紫色が消えた。このとき，過酸化水素の O 原子の酸化数は $\boxed{23}$ から $\boxed{24}$ に変化しており，O 原子は $\boxed{25}$ 。また，過マンガン酸カリウム 1 mol は電子 $\boxed{26}$ mol を $\boxed{27}$ ので，$\boxed{28}$ mol の過酸化水素と反応する。

(2) H_2O_2，Zn^{2+}，I_2 および Fe^{3+} の酸化剤としての強さを比較するために，以下の実験(i)～(iii)を行った。

(i) 硫酸鉄(Ⅱ)水溶液を硫酸酸性とした後，過酸化水素水を少しずつ加え，よく振ったところ，溶液の色は淡緑色から黄褐色に変化した。

(ii) 亜鉛粉末にヨウ素液を少しずつ加え，よく振り，しばらく放置したところ，ヨウ素液の褐色が消え，ヨウ化亜鉛が生じた。

(iii) ヨウ化カリウム水溶液に塩化鉄(Ⅲ)水溶液を少しずつ加え，よく振ったのち，デンプン水溶液を滴下したところ，溶液の色は青紫色になった。

実験(i)において，硫酸鉄(Ⅱ)の Fe 原子の酸化数は +2 から $\boxed{29}$ に変化しており，Fe 原子は $\boxed{30}$ 。実験(ii)において，I_2 は $\boxed{31}$ 。また，実験(iii)において，塩化鉄(Ⅲ)の Cl 原子は $\boxed{32}$ 。実験(i)～(iii)の結果から H_2O_2，Zn^{2+}，I_2 および Fe^{3+} の酸化剤としての強さは $\boxed{33}$ である。

$\boxed{23}$ ，$\boxed{24}$ および $\boxed{29}$ に対する解答群

① －7　　② －6　　③ －5　　④ －4　　⑤ －3

⑥ －2　　⑦ －1　　⑧ 0　　⑨ ＋1　　⓪ ＋2

ⓐ ＋3　　ⓑ ＋4　　ⓒ ＋5　　ⓓ ＋6　　ⓔ ＋7

$\boxed{25}$ および $\boxed{30}$ ～ $\boxed{32}$ に対する解答群

① 酸化されている   ② 還元されている

③ 酸化も還元もされていない

$\boxed{26}$ および $\boxed{28}$ に対する解答群

① 0.2   ② 0.3   ③ 0.4   ④ 0.5   ⑤ 1

⑥ 1.5   ⑦ 2   ⑧ 2.5   ⑨ 3   ⓪ 5

ⓐ 8   ⓑ 10

$\boxed{27}$ に対する解答群

① 受け取る   ② 失 う

$\boxed{33}$ に対する解答群

① $Zn^{2+} > H_2O_2 > I_2 > Fe^{3+}$ ② $Zn^{2+} > I_2 > Fe^{3+} > H_2O_2$

③ $Zn^{2+} > Fe^{3+} > I_2 > H_2O_2$ ④ $H_2O_2 > I_2 > Fe^{3+} > Zn^{2+}$

⑤ $H_2O_2 > Fe^{3+} > I_2 > Zn^{2+}$ ⑥ $H_2O_2 > Zn^{2+} > Fe^{3+} > I_2$

⑦ $I_2 > Fe^{3+} > H_2O_2 > Zn^{2+}$ ⑧ $I_2 > Zn^{2+} > H_2O_2 > Fe^{3+}$

⑨ $I_2 > H_2O_2 > Zn^{2+} > Fe^{3+}$ ⓪ $Fe^{3+} > Zn^{2+} > H_2O_2 > I_2$

ⓐ $Fe^{3+} > H_2O_2 > Zn^{2+} > I_2$ ⓑ $Fe^{3+} > H_2O_2 > I_2 > Zn^{2+}$

Ⅳ　アセチレンを出発物質とする化合物の変化を図Ⅳに示した。図Ⅳを見て，設問(1)〜
(5)に対する答え　34 〜 43 として，最も適切なものを，それぞれの**解答
群**から選び，解答欄にマークせよ。ただし，同じものを何度選んでもよい。また，原子
量は H = 1.0，C = 12，O = 16，気体定数は $R = 8.31 \times 10^3$ Pa·L/(K·mol) とする。

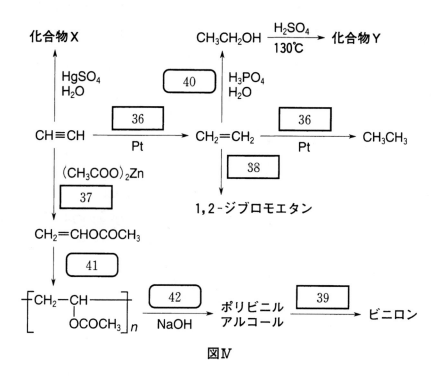

図Ⅳ

(1)　**化合物Xの特徴について，正しいものを選びなさい。** 34

34 に対する**解答群**

①　フェーリング液を加えて加熱すると青色沈殿を生じる。

②　常温で無色透明の固体である。

③　メタノールの蒸気に，焼いた銅線を触れさせることでも得られる。

④　塩化パラジウム(Ⅱ)と塩化銅(Ⅱ)を触媒として用いて，エチレンを酸化しても
　　得られる。

⑤　ヨウ素と水酸化ナトリウム水溶液を加えても反応しない。

⑥　容易に付加重合をおこし，高分子化合物の合成に利用されている。

(2) **化合物 Y** の特徴について，<u>誤っているもの</u>を選びなさい。　　35

　　35　　に対する**解答群**

① 常温で揮発性の液体である。　　　　　② 引火しやすい。

③ 単体のナトリウムと反応しない。　　　④ 水には少ししか溶けない。

⑤ 工業的にはナフサを熱分解して得られる。　⑥ 麻酔作用がある。

(3) 　36　 ～ 　39　 に適切なものを入れなさい。

　　36　 ～ 　39　 に対する**解答群**

① H_2　　　　　　　　② O_2　　　　　　　　③ N_2

④ H_2O　　　　　　　⑤ CH_4　　　　　　　⑥ HCl

⑦ $HCHO$　　　　　　⑧ CH_3CHO　　　　　⑨ CH_3COOH

⓪ $CH_3CH_2CH_2CH_3$　ⓐ $CH_3CH_2OCH_2CH_3$　ⓑ Cl_2

ⓒ Br_2　　　　　　　ⓓ HBr

(4) 　40　 ～ 　42　 に適切な反応名を入れなさい。

　　40　 ～ 　42　 に対する**解答群**

① 共重合　　　② けん化　　　③ 酸　化　　　④ 縮　合

⑤ 縮合重合　　⑥ 脱　離　　　⑦ 付　加　　　⑧ 付加重合

(5) ポリビニルアルコールを 1.0 g とり，水に溶解して 100 mL とし，27℃で浸透圧を測定したところ，249 Pa となった。このときのポリビニルアルコールの重合度は，およそ　43　である。

43　に対する解答群

① 2.0　　　② 10　　　③ 20　　　④ 40

⑤ $1.0×10^2$　　⑥ $2.3×10^2$　　⑦ $1.0×10^3$　　⑧ $2.3×10^3$

⑨ $5.5×10^3$　　⓪ $1.0×10^4$　　ⓐ $1.0×10^5$

英　語

解答　29年度

I

〔解答〕
[A] 1．イ　　2．ウ　　3．ウ
[B] 4．ア　　5．ア　　6．イ

〔出題者が求めたポイント〕
文脈をとらえながら会話文の内容を理解する。

〔語句〕
might：〜だろう、〜 かもしれない〈推量・可能性〉
lose weight（体重が減る）⇔ gain weight（体重が増える）＊ weight の前に所有格はつかない

〔問題文テキスト和訳〕
[A]
A：おかあさん、だいま。
B：水曜日にしたら早いわね。歴史のテストはどうだった？
A：大丈夫だと思う。2、3日後に結果をもらうけど。
B：そう、それなら金曜日に教えて。答案が返ってきたら。
A：見せるよ。まだ明日、生物のテストがあるんだ。
B：もし間違ってなかったら、昨年お兄ちゃんが同じ授業を取っていたでしょう？
A：取っていたよ。たぶん授業のノートをもらえると思う。もしまだ持っていればだけど。
B：きっと取ってあるわよ。ひょっとすると、去年のテストだって取ってあるかもしれない。彼はなんでも取っておくから。
A：名案だ、お母さん！　それは本当に助かる。
B：今晩はアルバイトはないの？
A：実は、間もなくあの仕事はやめるつもりなんだ。忙し過ぎるから。
B：時間が空くようになっていいわ。あの仕事はあまりにも時間を取られ過ぎるから。
[B]
A：わあ、ずいぶん体重減ったんじゃない、Josh。
B：ずっとジムに行って10キロ体重を落としたんだ。
A：すごーい！どうやって減らしたの？
B：毎日2時間ウェイトリフティングをして、そのあと短時間泳ぐという厳しいスケジュールをこなし続けたんだ。
A：それはすごい運動量だ。でも、少なくとも同じ日に両方やったことはないよね。
B：いや、運動だけでは十分ではなかった。そのほか、生活スタイルもある部分変えたよ。
A：じゃ、特別なダイエットに真剣に取り組んだとか？
B：そう。日曜日から金曜日までは十分に注意して、土曜日は好きなようにした。
A：ぼくも体重を減らすことを考えているんだけど、一緒に運動をしてもいいかな。
B：もちろん。でもぼくは土日はジムに行かないよ。

A：大丈夫。ぼくも平日がベストだから。

II

〔解答〕
7．イ　　8．ク　　9．エ　　10．ア　　11．オ
12．ウ

〔出題者が求めたポイント〕
文脈に即して意味と語法において適語を空欄に補い文章の内容を理解する。

〔語句〕
advantage：利点、強味
essential：必須の、きわめて重要な
significant：重要な、重大な
in addition：さらに、その上
irritating：いらいらさせる

〔問題文テキスト和訳〕
　　携帯電話を持つことには主に3つの利点がある。第一に、いつでもどこでも電話をかけたり取ることができる便利さである。二番目には、家族や友人と連絡を取り合うのに必須である。子どものことを心配する親は、子どもが無事かどうかを確認するためにいつでも電話をかけることができ、子どもも帰宅が遅くなるかどうかを家族に知らせることができる。最後の利点は、携帯電話が命を救うこともあるということである。たとえば事故が起きたら、たとえどこで事故が起きても、直ちに助けを求める電話をかけることができる。
　　一方、携帯電話の使用に関して重大な問題もある。まず第一に、携帯電話の使用が事故の原因となる可能性がある。たとえば車の運転と携帯電話の使用を同時に行った場合に、事故を引き起こすことがありうる。さらに、レストランや映画館などのような公共の場所での携帯電話の大きな声での使用は無作法であり、他人を大きくいら立たせる。最後に、直接に携帯電話に関連した路上の犯罪が増加してきている。人々が襲撃され、携帯電話が奪われている。

III

〔解答〕
13．イ　　14．ア　　15．ウ　　16．エ　　17．エ
18．ウ　　19．イ　　20．イ

〔出題者が求めたポイント〕
文の中での適切が語法の理解。

〔語句〕
13．consider A（to be）B：AをBとみなす。
14．proposal that 〜：〜という提案。
提案などを表す that 節中は、動詞は原形又は should。
　　not necessarily 〜：必ずしも〜というわけでもない。
15．barely 〜 before ...：…する直前に〜する
16．so 〜 that ...：とても〜なので…である
　　fit：うまく入る

17. thirty times ～：～の 30 倍
18. remain ～：いぜんとして～である
    ＊状態を表す動詞なので、進行形にならない
    fond：好きな
19. the books が先行詞で、それを受ける関係代名詞の
    目的格となる。
20. busy ～ ing：～で忙しい

〔完成英文和訳〕
13. 妻は近隣の工場からの騒音は、大きな問題であると
    みなしていないが、私は大きな問題であると思ってい
    る。
14. Ann の、大統領は政策を変えるべきであるという
    提案は、絶対に不可能というわけではない。
15. Tom と Mary は、激しい雨が降り始める直前に
    私たちの家を出た。
16. 母は冷凍庫の中に大量のアイスクリームを入れてお
    くので、ほかのものが冷凍庫に入らない。
17. 地球と月の距離は、地球の直径のおよそ 30 倍であ
    る。
18. 父は、友だちと過ごした時間がいまだに一番のよい
    思い出であるとよく言っている。
19. こちらの私の好きな作家の本をお貸ししますよ。そ
    のうちの 3 冊は特におすすめです。
20. 友人が私の家を訪ねに来たので、掃除するのに忙し
    かった。

Ⅳ
〔解答〕
21. エ 22. エ 23. エ 24. ウ
〔出題者が求めたポイント〕
慣用表現の理解
〔語句〕
out of the blue：突然に、予告なしに
run into ～：～に偶然出くわす
pass ～ out：～を配る
despite ～：にもかかわらす
grow out of ～：（成長して）～が着られなくなる
〔テキスト英文の和訳〕
21. Aya は突然にパーティーに現れた。
22. John は出勤の途中で、旧友にばったり会った。
23. 先生は授業の終わりに宿題を配った。
24. 一か月前に靴を買ったにもかかわらず、Bill は成長
    してはけなくなった。

Ⅴ
〔解答〕
25. ウ 26. ア 27. ア 28. ウ 29. イ
〔出題者が求めたポイント〕
語彙力と単語を英語で説明された文の理解
〔語句〕
be forced to ～：～することを余儀なくされる、～せざ
    るを得ない
due to ～：～が原因で、のために

conflict：紛争、対立
purposefully：目的を持って；意図的に
intention：意図
on the ground：地面に；現場で
〔問題文テキスト・完成英文訳〕
25. (a)戦争または宗教上の理由のために自国を離れる
    ことを余儀なくされた人々。
    (b)紛争と暴力のために多数の難民が故国を離れなく
    てはならなかった。
26. (a)何かをうまくできるという肯定的な感情。
    (b)私は、一生懸命に勉強したので、この試験でよい
    成績を取れるという自信がある。
27. (a)ある場所から離れたり出ること。
    (b)バンコク行きの直行便は 7 番ゲートから間もなく
    出発する。
28. (a)結果に至るまでの、一連の行動、変化、働き。
    (b)運転免許証を取得するには、長期間、困難かつ高
    額な費用のかかる過程を要する。
29. (a)目的を持って、または意図的に何かをすること。
    (b)彼女は故意にグラスを地面に落として割った。なぜ
    なら彼女は怒っていたので。

Ⅵ
〔解答〕
30. ア 31. カ 32. ウ 33. オ 34. ウ
35. オ 36. オ 37. イ
〔出題者が求めたポイント〕
語法をとらえながら日本文に合う英文を完成させる
〔完成英文〕
[A] Do you have any idea what caused him to change
    his mind?
[B] This issue will have been discussed for hundreds
    of hours by the time we come to an agreement.
    （未来完了形）
[C] However hard the coach tried to make the
    players relax, his words were not helpful at all.
[D] This is the third time that I have seen a politician
    making a speech at the station this week.

Ⅶ
〔解答〕
問 1 (38)イ．最近の研究で、学校で見られる注意力の問
    題は、子どもが幼少期にテレビを見た時間の合計時間
    に関連があるかもしれないということを明らかにし
    た。
問 2 (39)ウ．米国では、教員らによると、注意欠如障害
    の兆候が多くの子どもたちに見受けられる。
問 3 (40)ア．研究において、親たちは 7 歳の時の自分自
    身の様子を説明するように求められた。7 歳は家庭に
    おいて注意欠陥の存在が現れる可能性のある時期であ
    る。
問 4 (41)エ．幼少期にテレビを見た時間数は注力の問題
    の発現の予測する要素であった。

問5（42）ア．研究者らによれば、注意欠如障害がなくて
　も注意力に問題のある子どもは、学校で学習上の問題
　を抱える可能性がある。
問6（43）エ．テレビを見ることは、体重過多になる子ど
　もと関連性があるかもしれない。
問7（44）（45）
　　カ．注意力の問題を抱える子どもらは、ADD（注意欠
　　如障害）のほかに異常を抱える可能性がある。
　　　other than 〜：① 〜のほかに、加えて = besides
　　　　　　　　　　② 〜を除いて、〜以外 = except
　　キ．専門家の中には新しい研究結果が真実であると言
　　えるためにはさらに研究が必要であると主張する者
　　もいる。
〔出題者が求めたポイント〕
現在の時代が直面している問題についての科学的な考察
が伝える内容を理解する
〔語句〕
suggest that 〜：〜であることを示唆する
suffer：(苦痛などを)経験する、受ける
condition：［病理］(体の)異常、病気、疾患
attention deficit disorder：注意欠如障害
involve：①含む、伴う　②…を関係(関連)させる
extended：延長された、長時間の
publication：出版物、(定期)刊行物
pediatrics：小児科
chance：(起こる可能性の強い)見込み
most likely to 〜：〜する傾向が最も高い
more likely to 〜：〜する傾向が強い、しがちである
findings：(調査・研究などの)結果、結論、所見
〔問題文テキスト和訳〕
　　新しい研究によると、きわめて幼少の時期にテレビ
をたくさん見ると、のちに学校で注意力の問題を抱える
可能性があるということが示唆されている。注意力に問
題のある子どもはじっと座っていることができず、行動
をコントロールできない。そのような子どもたちは、お
しゃべりが過多で、ものをなくし、簡単に忘れ、仕事を
やり終えることができない。
　　注意力に問題がある人は、注意力欠陥障害または
ADD として知られている病気を経験するかもしれな
い。専門家によると、ADD の原因は脳の化学物質が関
連している。学校の教員らは、米国において多くの子ど
もたちが障害の兆候を表していると述べている。ある教
育研究者らは、きわめて幼少期にテレビを見ることは脳
の正常な発達を変化させる可能性があると数年前から指
摘している。たとえば、研究者らは、たくさんテレビを
見る子どもたちは、長時間座って何かを読むということ
ができないと述べている。
　　その新しい研究により、きわめて幼少期にテレビを
見ることが7歳までの注意力の問題と関連しているとい
う考え方は、実地の調査によって確かめられることに
なった。1300人以上の子どもらが関わった。子どもら
1歳と3歳の2グループに分けられた。ワシントン州シ
アトルの小児病院ならびに地域センターの研究者らは、

刊行物、「小児科」に結果を報告した。研究者らは親に、
子どもたちがどれくらいの頻度でテレビを見るかをたず
ねた。さらに親は、子どもが注意欠如障害であるかがわ
かる方式を用いて、7歳の子どもたちの行動を記述し
た。
　　早い時期にテレビを長時間見る子どもたちは、注意
力に問題がある傾向が最も高かった。テレビを見る時間
が1時間増えるごとに、注意力の問題がある可能性がお
よそ10パーセント増した。たとえば、1日3時間テレ
ビを見る子どもはテレビを見ない子どもよりも注意力の
問題を抱える傾向が30パーセント高くなった。
　　研究者らは、注意力に問題がある子どもたちがすべ
て ADD の障害があるとは限らないと述べている。しか
しそれでも、そのような子どもたちは、学校で学習上の
大きな問題に直面する可能性があるだろう。研究の結果
により、2歳にならない子どもはテレビを見るべきでな
いという小児科医のグループによるアドバイスが支持さ
れている。
　　研究者らの一人は子どもたちがテレビを見るべきで
ないというまた別の理由があると指摘した。それより以
前の研究により、ごく幼少期にテレビを見ることが、肥
満や過度に攻撃的な子どもと関連があるとされている。
また別の専門家らは、この新しい研究は重要であるが、
研究結果を裏づけ、テレビによる影響の原因をさらに説
明するための研究がなされるべきであると述べている。

化 学

解答 　　29年度

Ⅰ

〔解答〕

(1)　① ④　　② ⑤　　③ ④

(2)　④ ⑧　　⑤ ⑥　　⑥ ⑥

(3)　⑦ ③　　⑧ ⓐ　　⑨ ⓐ　　⑩ ⑥

〔出題者が求めたポイント〕

原子・物質量

(3)基準を変更したときに、どう変化が起こるかは他の入試問題でもよく出題されるので注意。

〔解答のプロセス〕

(1)　原子の性質は電子の数とその配置によって決まる。そのため、陽子数（＝原子番号）が同じで中性子の数が異なる（その結果、質量数の異なる）原子は原子1つの質量は異なるが化学的・物理的性質が似た原子となる。これを同位体という。

(2)　塩素分子は Cl_2 であるから、2つの塩素原子を区別すれば、

$^{35}Cl-^{35}Cl : \dfrac{3}{4} \times \dfrac{3}{4} = \dfrac{9}{16}$,　$^{35}Cl-^{37}Cl : \dfrac{3}{4} \times \dfrac{1}{4} = \dfrac{3}{16}$

$^{37}Cl-^{35}Cl : \dfrac{1}{4} \times \dfrac{3}{4} = \dfrac{3}{16}$,　$^{37}Cl-^{37}Cl : \dfrac{1}{4} \times \dfrac{1}{4} = \dfrac{1}{16}$

となるから、^{35}Cl を含むものと含まないものの比は

$$\dfrac{9}{16} + \dfrac{3}{16} + \dfrac{3}{16} : \dfrac{1}{16} = 15 : 1$$

となる。

質量パーセント濃度20％の塩酸には、220 g の HCl 分子が含まれる。Cl の原子量を $35 \times \dfrac{3}{4} + 37 \times \dfrac{1}{4}$ $= 35.5$ とすれば、

$$\dfrac{220}{35.5 + 1.0} = 6.02\cdots \text{ (mol)}$$

また、$H-^{35}Cl : H-^{37}Cl = 3 : 1$ であるから、

$$220 \times \dfrac{38 \times \dfrac{1}{4}}{36 \times \dfrac{3}{4} + 38 \times \dfrac{1}{4}} = 57.26\cdots \text{ (g)}$$

(3)　1 mol の基準を ^{12}C の 12 g から ^{12}C の 30 g に変更すると、^{12}C 1 mol は 30 g であり、そこに含まれる原子の数は $\dfrac{30}{12} = 2.5$ 倍となる。

原子の数が 2.5 倍になれば、1 mol の気体の体積も 2.5 倍となるが、原子1個の質量が変わるわけではないので、^{12}C 12 g 中の原子数は変わらない。

Ⅱ

〔解答〕

(1)　⑪ ④　　⑫ ②　　⑬ ①　　⑭ ③

(2)　⑮ ④　　⑯ ①　　⑰ ③　　（⑯, ⑰は順不同）

⑱ ⑨　　⑲ ③　　⑳ ③　　㉑ ⑤　　㉒ ②

〔出題者が求めたポイント〕

トリチェリの真空・気液平衡

気液平衡が成り立つのは蒸発と凝縮がともに起こるときであるから、容器（この問題ではガラス管上部の空間）に液体が存在するときである。

逆に成り立たないのは液体がいないときなので、液化しない＝理想気体のようにふるまう＝状態方程式 $PV = nRT$ が成り立つ。

〔解答のプロセス〕

(1)　液体 → 気体の変化を蒸発といい、気体 → 液体の変化は凝縮である。蒸発と凝縮が見かけ上止まっている状態が気液平衡で、そのときの気相の圧力は飽和蒸気圧、もしくは単に蒸気圧という。

蒸気圧はその温度で液体が蒸発しようとする力として読みかえることができるから、蒸気圧は高い方が蒸発しやすい。

また、蒸気圧は温度で変化するが、他の気体の有無では変化しない。

(2)　一端のみが開いた管に液体をつめ、気体の入らないように倒立させると内部が液体で満たされるが、液体柱にかかる重力と、液面にかかる大気圧がつり合うところまでしか満たされず、それより上には真空ができる（トリチェリの真空）。水銀ではその高さは 760 mm であり、80.0 cm（＝800 mm）のガラス管では上 40 mm が真空となる。この高さはガラス管の径によらない。

エタノールを加えると蒸発したエタノールによる圧力が水銀柱に加わり液面が押し下げられる。液体のない系ではエタノールの蒸気は状態方程式に従うが、液体のいる系では気液平衡に従うため、その温度における飽和蒸気圧を求めることができる。

液体のエタノールがいるときの水銀液面は 69.0 cm の高さなので、水銀柱 70 mm 分に加わる重力が水銀の飽和蒸気圧となる。

$760 \text{ mm} : 70 \text{ mm} = 1.01 \times 10^5 \text{ Pa} : P \text{ Pa}$
$P = 9.30\cdots \times 10^3 \text{ (Pa)}$

また、72.0 cm で止まったときは水銀柱 40 mm に相当する圧力なので、

$760 : 40 = 1.01 \times 10^5 : P' \text{ Pa}$
$P' = 5.31\cdots \times 10^3 \text{ (Pa)}$

理想気体の状態方程式

$5.31 \times 10^3 \times (2.00 \times 8 \times 10^{-3}) = n \times 8.31 \times 10^3 \times 300$
$n = 3.406\cdots \times 10^{-5}$

水銀の代わりに水を用いた場合、大気圧とつりあう水銀柱と水柱の重さは同じなので、

$13.5 \times (76 \times 2) = 1.00 \times (x \times 2)$
$x = 1026 \text{ (cm)}$

さらに、水の飽和蒸気圧 3.00×10^3 Pa を考えて

$$1026 \times \frac{1.01 \times 10^5 - 3.00 \times 10^3}{1.01 \times 10^5} = 995.5\cdots(\text{cm})$$

Ⅲ

〔解答〕

(1)　23　⑦　　24　⑧　　25　①
　　　26　⓪　　27　①　　28　⑧
(2)　29　ⓐ　　30　①　　31　②　　32　③　　33　⑤

〔出題者が求めたポイント〕

酸化還元，半反応式

(2) 酸化剤，還元剤の強さを考えるときは，当然ではあるが「逆は起こらない」というのがポイントとなる。例えば A ⟶ A′，B ⟶ B′ となる 2 つの物質について，

A ＋ B′ ⟶ A′ ＋ B

となる場合，A の方が B より強いと言える。B の方が強いと B が反応して逆反応が起こってしまう。

〔解答のプロセス〕

(1) 過マンガン酸カリウムの硫酸酸性条件下での半反応式は

$$MnO_4^- + 8H^+ + 5e^- \longrightarrow Mn^{2+} + 4H_2O$$

MnO_4^- は酸化剤として作用するので，これと反応する H_2O_2 は還元剤としてはたらく

$$\underset{-1}{H_2O_2} \longrightarrow \underset{0}{O_2} + 2H^+ + 2e^-$$

反応比は，

$$e^- : MnO_4^- : H_2O_2 = 1 : \frac{1}{5} : \frac{1}{2} = 10 : 2 : 5$$

なので，過マンガン酸カリウム 1 mol と反応する H_2O_2 は，$\dfrac{5}{2} = 2.5$ mol である。

(2) 各実験の半反応式は以下のとおり

（ⅰ）$\underset{淡緑}{Fe^{2+}} \longrightarrow \underset{黄褐}{Fe^{3+}} + e^-$

　　　$H_2O_2 + 2H^+ + 2e^- \longrightarrow 2H_2O$

（ⅱ）$Zn \longrightarrow Zn^{2+} + 2e^-$

　　　$I_2 + 2e^- \longrightarrow 2I^-$

（ⅲ）$Fe^{3+} + e^- \longrightarrow Fe^{2+}$

　　　$2I^- \longrightarrow I_2 + 2e^-$

（ⅰ）は溶液の色の変化から，$Fe^{2+} \longrightarrow Fe^{3+}$ の変化がわかる。

（ⅱ）は金属の亜鉛（粉末）がイオン化していることがわかる。

（ⅲ）はわかりにくいが，ヨウ素デンプン反応があることから，I_2 が生成している。

（ⅰ）の 2 つの半反応式をまとめて，

$$\underset{(還元剤)}{2Fe^{2+}} + \underset{(酸化剤)}{H_2O_2} + 2H^+ \longrightarrow 2Fe^{3+} + 2H_2O$$

この逆は起こっていないので，Fe^{3+} と H_2O_2 の酸化剤の強さを比較すれば，$H_2O_2 > Fe^{3+}$ となる

同様に（ⅱ）から　$I_2 > Zn^{2+}$，（ⅲ）から，$Fe^{3+} > I_2$ かわかるので，$H_2O_2 > Fe^{3+} > I_2 > Zn^{2+}$

Ⅳ

〔解答〕

(1)　34　④　　(2)　35　⑤
(3)　36　①　　37　⑨　　38　ⓒ　　39　⑦
(4)　40　⑦　　41　⑧　　42　②
(5)　43　⑧

〔出題者が求めたポイント〕

アルキン・アルケンの反応・高分子
炭化水素の反応と，高分子の複合問題
正誤問題でも安易に判断せず全ての選択肢を見回してから選ぶ。

〔解答のプロセス〕

(1) 生成する化合物 X はアセトアルデヒドである。

$$H-C\equiv C-H \longrightarrow \left(\underset{ビニルアルコール(不安定)}{\overset{H}{\underset{H}{C}}=\overset{H}{\underset{OH}{C}}}\right) \longrightarrow \underset{アセトアルデヒド}{\overset{H}{\underset{H}{C}}=\overset{H}{\underset{O}{C}}}$$

① フェーリング液と反応するが，生成するのは赤色沈殿。

② アセトアルデヒドは液体。

③ メタノールの酸化で生じるのはホルムアルデヒド。

④ 正しい。詳しくは「ワッカー酸化」を参照。

⑤ ヨードホルム反応はアセトアルデヒドは陽性である。

⑥ アセトアルデヒドの C=O 結合は付加反応が容易ではないので重合はしない。

(2) H_2SO_4 と 130 ℃ で反応させると分子間脱水が起こりジエチルエーテルが生成する。

$$2C_2H_5OH \xrightarrow[130℃]{H_2SO_4} \underset{ジエチルエーテル}{C_2H_5-O-C_2H_5}$$

より高温（170℃）にするとエチレンが生成する。

誤った選択肢は⑤。ナフサの熱分解で生成するのは低級の炭化水素なので，ジエチルエーテルは生成しない。

(3) 37, $(CH_3COO)_2Zn$ は触媒で反応するのは CH_3COOH
39, ポリビニルアルコールからビニロンへはホルムアルデヒドとの反応によりアセタール化がおこることによる。

(5) $\begin{bmatrix} CH-CH \\ | \\ OH \end{bmatrix}_n$　ポリビニルアルコールの重合度を n とするとその分子量は $44n$ で与えられる。浸透圧を用いて，ファントホッフの式から

ポリビニルアルコール

$$249 = C \times 8.31 \times 10^3 \times 300$$
$$C = 9.98 \times 10^{-5} \, (\text{mol/L})$$

よって，$\dfrac{1}{44n} = 9.98 \times 10^{-5} \times 0.1$

$$n = 2.27\cdots \times 10^3$$

近畿大学　薬学部(推薦)入試問題と解答

令和4年5月24日　初版第1刷発行

編　集　みすず学苑中央教育研究所

発行所　株式会社ミスズ　　　　　　　　　定価　本体3,000円＋税

〒167−0053

東京都杉並区西荻南2丁目17番8号

ミスズビル1階

電　話　03(5941)2924(代)

印刷所　タカセ株式会社

●本シリーズ掲載の入試問題について、万一、掲載許可手続きに遺漏や不備があると思われるものがありましたら、当社までお知らせ下さい。

●乱丁・落丁等につきましてはお取り替えいたします。

●本書の内容についてのお問合せは、具体的な質問内容を明記のうえ、ハガキ・封書を当社宛にお送りいただくか、もしくは下記のアドレスまでお問合せ願います。

〈 お問合せ用アドレス：https://www.examination.jp/contact/ 〉